I want to improve my skills

ナースのためのスキルアップノート

看護の現場ですぐに役立つ

疾患別看護過程

患者さんへの適切なアセスメントが身に付く！

横山 美樹／西村 礼子
伊東 美奈子／太田 雄馬 著

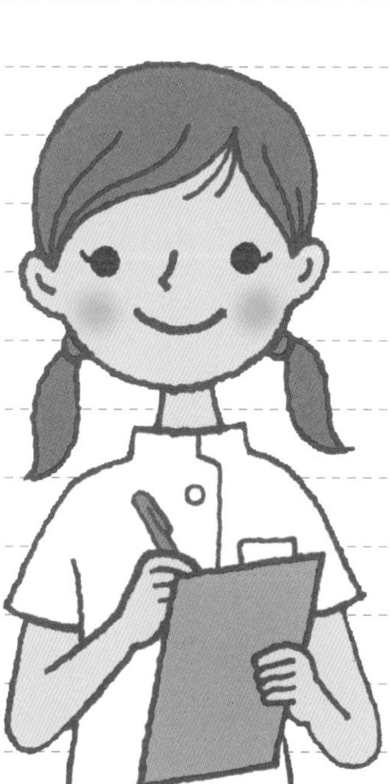

秀和システム

はじめに

看護過程は、看護基礎教育の中で教育され、実習の中でもその考え方、記録方法は鍛えられているはずだと思いますが、看護師として働き始めても「アセスメントが難しい」「看護診断がよくわからない」「SOAP記録を書くのが難しい」という声をよく聞きます。

現在、多くの病院が急性期病院となり、在院日数も非常に短くなる中、以前のように、一人の患者さんに対してじっくり看護過程を展開する、ということはないと思いますし、多くの病院で、電子カルテの中に看護過程のシステムも組み込まれていることが多く、入院をとった看護師が、項目をチェックすればプランが出てくる、という現実もあります。

ただし、看護において「対象のアセスメント」は基本ですし、対象に合った、個別性のある看護を行うために、「看護過程」は有用かつ看護師が使いこなすべき「ツール（道具）」であるといえます。

疾患別看護過程の書籍は、すでに数多く出版されていますが、多くの書籍は各疾患のとても詳細な解説、事例の展開等が含まれており非常にページ数が多いという現状があります。

本書は、忙しい看護業務、学校での勉強や実習の合間にでも「手にとりやすい」ように、まず看護過程の考え方のポイントを解説し、そのうえで、臨床で遭遇する機会の多い主要な疾患にしぼって、その疾患を持つ患者さんにどのように看護を行うのか、事例を用いてそのポイントを短時間でわかりやすく学べるように解説することに注力しました。

看護過程を学び始めた学生から、臨床で働き始めた看護師の方、中堅の方も含めて、あらためて看護過程を学びたい人に手にとっていただき、日々の看護に生かしていただければ幸いです。

2020年9月

著者を代表して　横山　美樹

看護の現場ですぐに役立つ
疾患別看護過程

はじめに …… 2
本書の特長 …… 5
本書の使い方 …… 6
この本の登場人物 …… 7

chapter 1 看護過程の基本

看護過程とは …… 10
アセスメントー情報収集、情報の解釈・分析（看護過程①） …… 12
column　クリティカルシンキング …… 14
看護診断（看護過程②） …… 17
計画立案（看護過程③） …… 19
実施・評価（看護過程④⑤） …… 21

chapter 2 呼吸器疾患

肺炎 …… 24

chapter 3 循環器疾患

心不全 …… 38

chapter 4 消化器疾患

大腸がん…… 60
肝硬変…… 72

chapter 5 神経・筋疾患

脳梗塞…… 86
column 脳梗塞発症後の脳浮腫 …… 96

chapter 6 腎・泌尿器疾患

慢性腎臓病（CKD）／慢性腎不全 …… 114
column アシドーシスとアルカローシス …… 122
column 糖尿病合併症（網膜症・腎症・神経障害） …… 122
column 高カリウム血症 …… 123

chapter 7 運動器疾患

大腿骨近位部骨折…… 142

索引…… 158

本書の特長

役立つポイント1　看護過程の基本、一連の考え方のポイントがわかる

初学者である学生にもわかりやすいように、看護過程の基本の考え方を最初に説明し、各chapterでもそのポイントに沿った解説を心がけています。

役立つポイント2　主な疾患についての病態、治療、看護のポイントがわかる

今回取り上げている疾患は、臨床場面で遭遇する機会の多い疾患です。看護を行ううえで最低限押さえるべき病態や治療、看護のポイントについて、わかりやすく解説しています。さらに全体関連図で病態だけではなく看護のポイントも理解しやすいように心がけました。

役立つポイント3　主要な疾患の看護過程の考え方を、事例を用いて説明することで具体的内容がわかる

各疾患の看護過程について、事例に基づき、読者がイメージしやすいように、アセスメント、看護診断、計画立案、実施、評価の一連の流れについて解説しています。

役立つポイント4　やさしい言葉での説明により理解しやすい

初学者である学生にもわかりやすいように、なるべく平易な言葉を用い、また図や表を活用しています。

本書の使い方

本書はchapter 1からchapter 7までで構成されています。

chapter 1　看護過程の基本（執筆：横山）

看護過程の基本的な考え方、5段階のステップごとにどのように行うのか、ヘンダーソンの枠組みを使った考え方について説明しています。最初にこのchapterを読んでから、chapter 2以下の疾患別看護過程を読むことをお勧めします。

chapter 2　呼吸器疾患（執筆：横山）

呼吸器疾患のうち肺炎の事例をもとに、肺炎の病態生理、肺炎患者の看護過程の展開を理解しましょう。

chapter 3　循環器疾患（執筆：太田）

循環器疾患のうち心不全の事例をもとに、心不全の病態生理、心不全患者の看護過程の展開を理解しましょう。

chapter 4　消化器疾患（執筆：伊東）

消化器疾患のうち直腸がんと肝硬変の2つの事例をもとに、直腸がん、肝硬変の病態生理と直腸がん患者、肝硬変患者の看護過程の展開を理解しましょう。

chapter 5　神経・筋疾患（執筆：西村）

神経・筋疾患のうち脳梗塞の事例をもとに、脳梗塞の病態生理と脳梗塞患者の看護過程の展開を理解しましょう。

chapter 6　腎・泌尿器疾患（執筆：西村）

腎・泌尿器疾患のうち慢性腎不全の事例をもとに、慢性腎不全の病態生理と慢性腎不全患者の看護過程の展開を理解しましょう。

chapter 7　運動器疾患（執筆：太田）

運動器疾患のうち大腿骨近位部骨折の事例をもとに、大腿骨近位部骨折患者の看護過程の展開を理解しましょう。

この本の登場人物

本書の内容をより深く理解していただくために
医師、ベテランナース、先輩ナースから新人ナースへ、アドバイスやポイントの説明をしています。

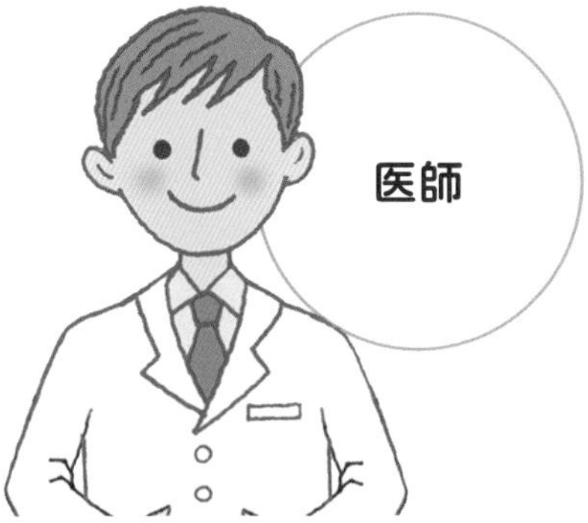

病院の勤務歴８年。的確な判断と処置には定評があります。

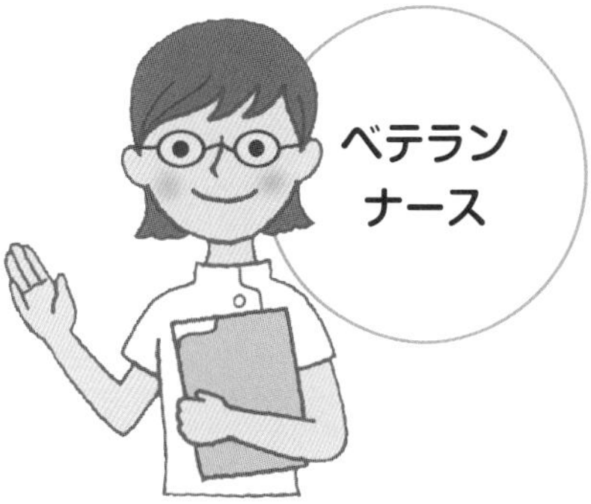

看護師歴10年。優しさの中にも厳しい指導を信念としています。

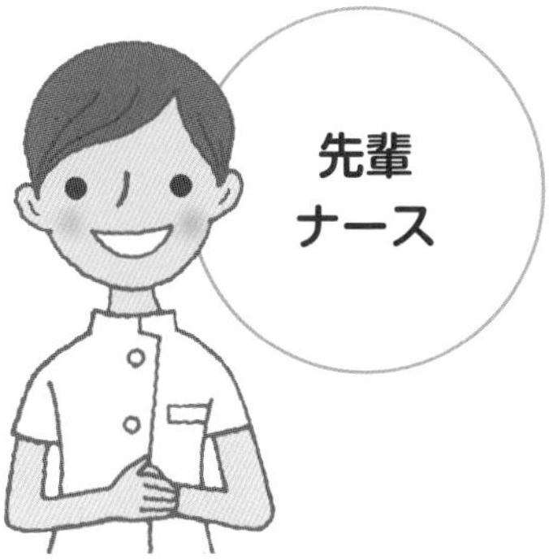

看護師歴5年。身近な先輩であり、新人ナースの指導役でもあります。

看護師歴1年。看護の関わり方、ケアについて勉強しています。医師や先輩たちのアドバイスを受けて早く一人前のナースになることを目指しています。

患者さんからも、ナースへの気持ちなどを語っていただきます。

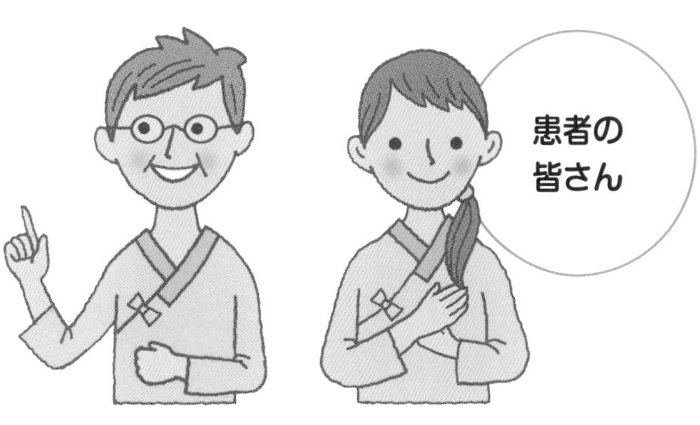

MEMO

chapter 1

看護過程の基本

疾患別看護に入る前に、
「看護過程の考え方、基本」について
わかりやすく解説します。
最初にこのchapterを読んでから、
疾患別看護に入ることをお勧めします。

看護過程とは

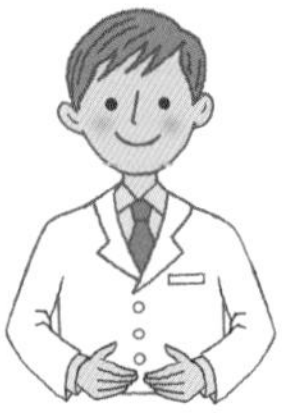

「看護過程（Nursing Process）」とは、簡単にいうと「看護師が、患者に最適かつ個別的な看護ケアを提供するためのアプローチ方法」といえます。つまり看護を行ううえでの「道具」です。また「問題解決法を使った思考過程」でもあります。

問題解決法とは

難しく考えなくても、皆さんも日常的に「問題解決法」を使っています。例えば、朝出かけようと思ったらいつも乗る電車が人身事故で不通になっている、という場合を考えてください。皆さんはたぶん、

❶目的地まで、なるべく早くたどり着くための別のルートを検索し、その中で最も使いやすいルートを選択する。
❷間に合わない可能性もあるので、職場（学校、友人）に連絡を入れる。
❸行く途中でも情報収集を行いながら、状況に応じてプランを変更する。

というようなことを行うと思います。

つまり「問題解決法」とは、目標（問題が解決した望ましい状態）に到達する方法や手段が明らかでない場合に、これらを発見するために行う思考や行動のことです。

看護過程も、対象の患者さんの「健康上の問題」に対して、それが解決した状態に向かうための看護の方法や手段を看護師が考える「思考」のプロセスを指します。つまり看護過程とは、対象に合った個別的な看護を行うための「道具」なので、皆さんには、ぜひその道具を使いこなしていただきたいのです。

看護過程の構成要素

看護過程は、①アセスメント（情報収集、情報の解釈・分析、問題・ニーズの判別）、②看護診断（看護問題の明確化）、③計画立案、④実施、⑤評価、の5段階からなります（次ページ図）。

①のアセスメントを情報収集と情報の解釈・分析の2段階に分け、6段階としている書籍もありますが、本書では5段階とします。

看護過程は、①〜⑤が直線でつながっているのではなく、図のように循環している、という点に注意しましょう。「やりっぱなし」ではなく、必ず実施したら評価し、必要であれば再アセスメントをしていくわけです。

▼看護過程の構成要素

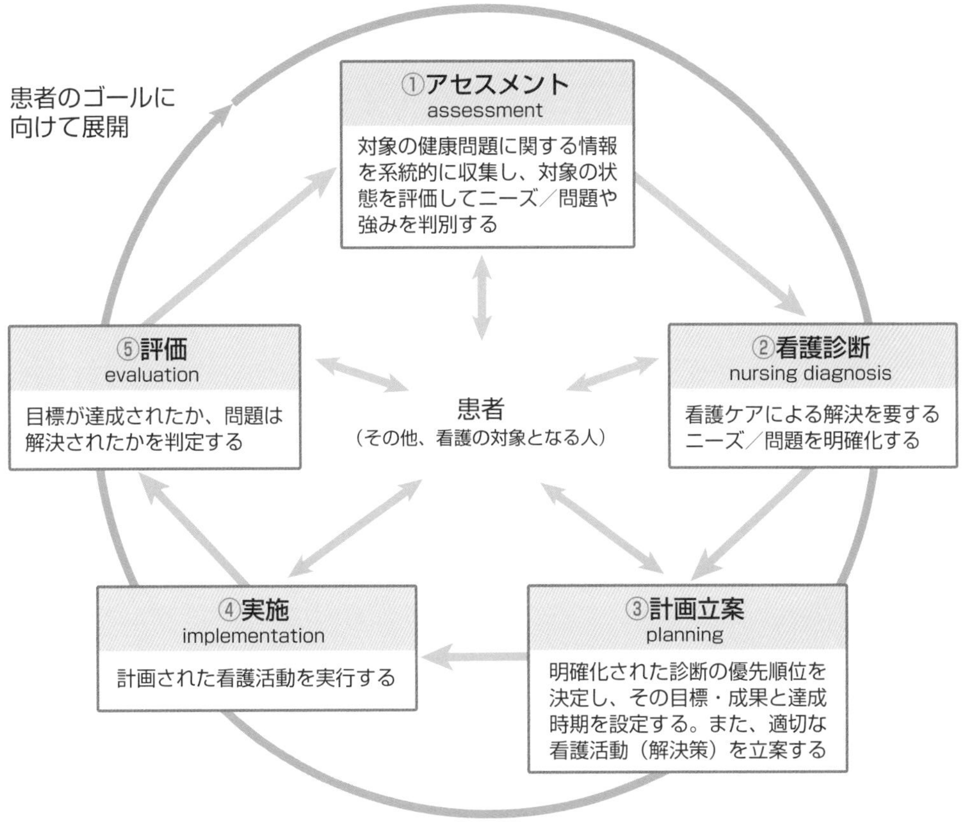
患者のゴールに
向けて展開
①アセスメント
assessment
対象の健康問題に関する情報を系統的に収集し、対象の状態を評価してニーズ／問題や強みを判別する
②看護診断
nursing diagnosis
看護ケアによる解決を要するニーズ／問題を明確化する
③計画立案
planning
明確化された診断の優先順位を決定し、その目標・成果と達成時期を設定する。また、適切な看護活動（解決策）を立案する
④実施
implementation
計画された看護活動を実行する
⑤評価
evaluation
目標が達成されたか、問題は解決されたかを判定する
患者
（その他、看護の対象となる人）

アセスメントの枠組みの考え方

　皆さんの看護学校での看護過程の学習では、「ヘンダーソン」や「ゴードン」など、看護過程の枠組みがあったと思いますが、「看護をどのように考えるのか？」によって、例えばヘンダーソンのような看護理論家の枠組みを使うわけです。「看護」を考えるためには、対象である「人間」をどう捉えるのか、ということが大きく関係してきます。ヘンダーソンは「ニーズの充足・未充足」という考え方を基本としており、健康な場合は、他者の援助がなくても呼吸、循環、食事、排泄、活動、休息、清潔など（全部で14ありますが）のニーズを充足することができる、というように「人間」を捉えます。そして看護は、「対象のニーズの未充足（充足されていない）部分を援助する」という考え方です。そのために、看護過程では、ヘンダーソンの14項目に沿ってアセスメントし、ニーズの充足・未充足を判断し、未充足の部分を「看護問題」としてアプローチすることになります。

　このように、「看護をどう考えるのか」「人間をどう捉えるのか」によって、アセスメントの枠組みが決まってくる、ということを理解してください。本書では、ヘンダーソンの枠組みを使って、各疾患の看護過程を展開します。

アセスメント―情報収集、情報の解釈・分析（看護過程①）

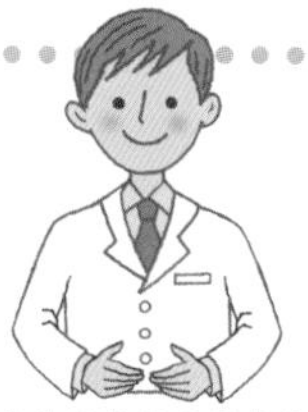

アセスメントは、「情報収集」と「情報の解釈・分析」に大きく分かれますが、看護過程の第1段階として非常に大切です。以下にあるポイントを理解してください。

情報収集のポイント

●アセスメントの枠組みに沿って情報収集すること

実際の看護場面では、皆さんはバイタルサイン測定や清潔時の皮膚の観察など、そのとき、その状況で、常に対象の情報収集を行っていると思いますが、「看護過程」における情報収集は、「どのような看護の枠組みで看護を行うのか＝アセスメントの枠組み」に沿って情報収集することがポイントです。

例えば、本書はヘンダーソンの枠組みを使いますが、その場合、ヘンダーソンの14の基本的欲求のそれぞれについて、対象のニーズ（欲求）が充足されているのか、未充足なのかを判断するために、必要な情報を収集します。ゴードンの**機能的健康パターン**の枠組みを使う場合は、11の各健康パターンに沿って情報を収集し、パターンごとに収集した情報を解釈・分析することになります。ヘンダーソンの枠組みで情報収集する場合のアセスメントの視点、具体的な情報内容について、P.15～16の表1に示します。このように、アセスメントの枠組みに沿って情報収集することにより、情報の偏り、不足を防ぐことができます。看護では、対象の「全体像を捉えること」を重視しており、それは決して「身体面のみ」ではなく、心理面、社会面も含めて捉えるということですが、そのためにもこれらの枠組みは有用です。

●精度の高い情報を系統的に得ること

情報の種類は、患者、家族が感じていること、思っていることなどの**主観的情報**（S情報）と、バイタルサイン等の測定値、フィジカルイグザミネーションで得られた情報や検査データなどの**客観的な情報**（O情報）に分けられます。

看護は対象者に寄り添う考え方を大切にするので、対象の状態に応じて必要な主観的情報を得ることは非常に重要です。そのためには、限られた時間内に必要な情報を得られるように、インタビュー技術（開放型の質問と閉鎖型の質問をうまく組み合わせるなど）も磨くことが大切です。また、客観的情報についても、必要な情報を系統的に得られるように、基本的な知識が欠かせません。例えば、清潔などの看護援助時、褥瘡の早期発見につながるような皮膚の観察が必要ですが、どの部位の何を観察すべきなのか、の知識がないと観察できませんし、フィジカルイグザミネーションの知識、技術がないと、例えば、呼吸音の聴診もできません。そして、同じカテゴリー内のS情報とO情報をペアにしておくことが大切です。例えば、呼吸困難を訴えている場合、呼吸数、深さ、リズムなどの呼吸状態や酸素飽和度、チアノーゼの有無等の呼吸に関する客観的情報を合わせて、現在の呼吸の状態を判断することが必要になります。

次の段階の「情報の解釈・分析」で皆さんの知識を使って情報を解釈するわけですが、そのもととなる情報自体が正確でないと、いくら皆さんの知識が豊富でありアセスメント力が高かったとしてもよいアセスメントにはなりえません。そのためには**精度の高い情報であること、必要な情報がそろっていること、「解釈を加えないありのままの事実」であること**が必要となります。

情報の解釈・分析のポイント

情報の解釈・分析で考えるべきポイントは次の3点です。

●どのような状態にあるのか？：正常なのか？　異常なのか？

例えば、バイタルサインの測定、観察の結果、成人で呼吸数が28回／分、浅い呼吸、SpO_2 94%であり、脈拍も100回／分（整）、触知での強さはやや弱い、という結果が得られたらどうでしょうか？　呼吸数も脈拍数も成人の基準値を上回っており、呼吸の深さ、脈の強さも異常を示しています。酸素飽和度も明らかに低値ですから、呼吸に問題がある、正常ではないということは解釈できますね。ただしバイタルサインは、1つのみの値だけではなく総合的に判断する必要があり、体温や血圧値、対象の主観的状態やその他の客観的情報も含めて総合的に対象の身体状態をどう判断するか、ということが求められますが、アセスメントの第一歩としては、まずは正常なのか、異常なのか、の判別が必要です。

また、対象の「行動」や「考え方」「知識」等の情報の場合には、「適正なのか適正でないのか」という考え方になります。

●現在の状態の「原因・誘因」は何か？

次のポイントとして、対象の状態、機能、行動や考え方が、「異常」「正常から逸脱している状態」の場合、“なぜ、それが起こっているのか？”の原因・誘因を考える必要があります。そのためには、一つひとつの情報のみの解釈・分析からではなく、他の情報も含めて考える必要があります。例えば、先の例の呼吸に関する問題の場合、疾患・病態、治療の影響によるものかもしれません。一つひとつの情報のみの解釈では、その原因・誘因はわかりません。

ヘンダーソンの場合、情報の解釈・分析に際しては「常在条件（年齢、性別等）」と「病理的状態（疾患、検査、治療等の影響）」も加味してアセスメントする必要がありますが、まさに原因・誘因を考えるためには必要なことですね。

●今後、どうなるのか？

看護は「今、現状」のみではなく、常に先を見据えて行っていく必要があります。集めた情報から、今後対象がどのようになるのかを判断し、対象がよりよい状態に向かうような、今後起こりうるリスクを予防するような看護援助を行うことが求められます。そのためにも、やはり疾患、病態、身体の仕組みと働き等に関する基本的な知識が必須となります。

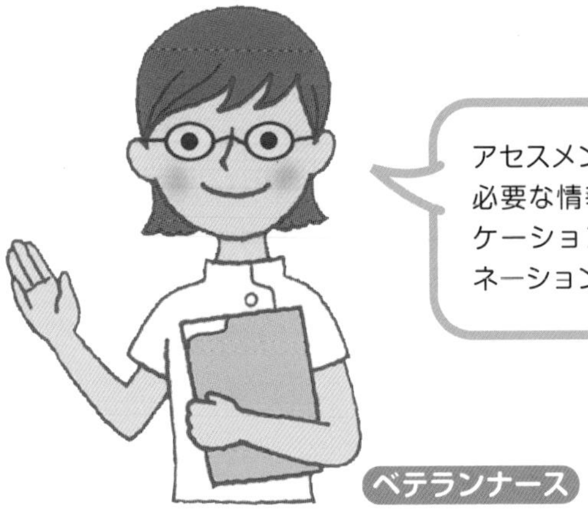
アセスメントは看護の基本です。対象に必要な情報収集には、知識やコミュニケーション技術、フィジカルイグザミネーション技術が欠かせません。
ベテランナース

column

クリティカルシンキング

最近、多くの病院では電子カルテになり、そのシステムの中に看護診断が組み込まれていたり、NANDAの看護診断でない場合でも、情報を入力すると自動的にいくつか考えられる看護問題が出てきて、その中からいくつか選択すればよいという場合が多いと思います。つまり、看護師がアセスメントしなくても看護問題を得られることになり、現在のような入院期間が短い状況では必要なことだともいえます。しかし、看護師にとってアセスメント力は、専門職として求められる基本の力ともいえますので、対象の看護ケアやバイタルサイン測定、評価等でアセスメント力、臨床判断の力を磨いておきましょう。そのために必要なものが「クリティカルシンキング」力です。

例えば、清潔ケアを実施する際に、単に「対象の身体を清拭、陰部洗浄する」という行為のみを行うのではなく、常に前後の呼吸状態や循環動態から対象の身体状態を把握することや、清潔援助実施中の対象の自立度、皮膚の状態を観察・評価することを意識し、このような思考を繰り返して行うことでクリティカルシンキング力は鍛えられます。そして常に「対象にとって何が必要なのか」「望ましい状態に向かうためにどのような看護を行うべきなのか」を判断し、必要時には看護計画を追加・修正していくことこそ、看護過程のサイクルによる看護だといえます。

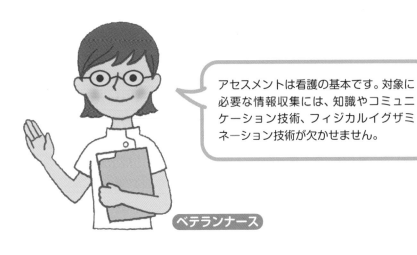

ヘンダーソンの枠組みによるアセスメントの視点

・常在条件：年齢、性別、身体・知的状態
・病理的状態：疾患の状態や病態、重症度、治療など

上記も考慮して、下表の14の基本的欲求の充足状態をアセスメントします。

※ヘンダーソンの枠組みを使わない場合でも、**対象に必要な看護を考える際には、年齢、性別等の情報はもちろん、対象の身体状態に大きな影響を与えている、現在の疾患、病態、既往歴等の情報が必須です。**

▼表1　ヘンダーソンの枠組みによる包括的アセスメント

ヘンダーソンの枠組み(基本的欲求)	アセスメントの視点	アセスメントに必要な主観的情報、客観的情報
1.正常に呼吸する（循環含む）	・正常で安楽な呼吸状態か ・換気は正常に行われているか ・疾患・病態により呼吸、換気に影響を与えている要因の有無 ・呼吸に関する苦痛の程度 ・循環に関して	**主観的情報** 呼吸困難の有無、胸痛の有無、咳の有無、痰の有無 **客観的情報** 呼吸状態、SpO_2、咳嗽、痰の有無（性状と量） 呼吸音：異常呼吸音（呼吸音の減弱、左右差）、副雑音の有無 血圧値、脈拍（数、リズム、強さ）
2.適切に飲食する	・必要な栄養、エネルギー摂取ができているか ・安全に自立して経口摂取ができているか ・水分出納が適切か ・食事に関する満足感はあるか	**主観的情報** 食欲の有無、食事・飲水に関する満足度 **客観的情報** 食事摂取量、水分摂取量、電解質データ（Na、K、Cl） 栄養状態（BMI、TP、Alb、Hb） 摂食、咀嚼（そしゃく）、嚥下に関する身体的状態：口腔・嚥下の状態、摂食動作の自立度
3.あらゆる排泄経路から排泄する	・生理的で正常な排尿ができているか ・生理的で正常な排便ができているか ・安全に自立して排泄できているか ・排泄に関する思い、満足感	**主観的情報** 身体の症状に伴う排泄困難の有無 排泄に関する思い、満足感 **客観的情報** 排尿の状態、排便の状態、腹部のフィジカルイグザミネーション結果、排泄方法、自立度、In/Outバランス、検査データ（BUN、UA、Cr、尿糖、尿蛋白）
4.身体の位置を動かし、またよい姿勢を保持する	・安全に自立して移動、体位の保持ができているか ・活動に対する満足感	**主観的情報** 体動に伴う自覚症状、活動に対する思い、満足感 **客観的情報** 日常生活動作の自立度、姿勢、体位の保持の状況 治療による活動制限
5.睡眠と休息をとる	・睡眠・休息は十分で満足できるものか ・睡眠・休息を阻害する要因は何か	**主観的情報** 睡眠・休息に関する本人の思い、満足感 **客観的情報** 睡眠・休息の時間、パターン 睡眠・休息の質に関する情報

ヘンダーソンの枠組み(基本的欲求)	アセスメントの視点	アセスメントに必要な主観的情報、客観的情報
6.適切な衣服を選び着脱する	・適切な衣類の選択 ・衣類の着脱が自立してできているか	**主観的情報** 衣類、着脱に関する満足感 **客観的情報** 発汗等による衣類の汚染、倦怠感などによる着脱への影響の有無、自立度
7.衣類の調節と環境の調節により体温を生理的範囲内に維持する	・体温は正常範囲内にあるか ・衣類、環境調整は適切に行われているか ・本人の思い、満足感	**主観的情報** 発熱に伴う全身倦怠感、熱感・悪寒の有無 **客観的情報** 体温、発熱の有無、体温の変化
8.清潔を保持する	・全身の皮膚、粘膜が清潔で正常な状態であるか ・安全に自立して清潔保持ができているか ・本人の思い、満足感	**主観的情報** 清潔に関する本人の思い、満足感 **客観的情報** 皮膚、粘膜の状態、異常の有無、汚染の程度、行われている清潔援助、自立度、清潔を阻害する要因の有無
9.環境の様々な危険因子を避け、また他人を傷害しないようにする	・快適で安全な環境が整えられているか ・自分で環境調整できるか ・感染の危険性はないか ・安全を妨げる要因 ・環境に関する満足感	**主観的情報** 環境に関する思い、満足感 危険回避、安全に関する知識、理解度 **客観的情報** 意識レベル、理解力、認知・知覚障害の有無 運動機能、病床環境、ベッド周囲の環境、危険物の有無、感染の有無
10.コミュニケーション	・自分の気持ちや欲求を表現できているか ・コミュニケーションを阻害する要因はないか	**主観的情報** 自己表現、他者とのコミュニケーションに関する満足感、思い **客観的情報** 意識レベル、認知機能、精神状態、言語機能
11.信仰・宗教	・価値や信念に基づいた生活が送れているか	**主観的情報** 信仰・宗教に対する思い、生活における信念・価値観など **客観的情報** 宗教、信仰の有無、精神状態
12.達成感をもたらす生産的活動	・生産的活動・職業・役割の変化 ・これまでの役割、職業を妨げる要因はないか	**主観的情報** 仕事・役割に対しての思い、現在の状況に対する思いなど **客観的情報** 入院前の職業、仕事内容、社会(職場、家庭、学校)における役割
13. レクリエーション	・適切な気分転換が図れているか ・趣味、余暇	**主観的情報** 気分転換、余暇活動への満足感、欲求、普段の余暇活動、趣味など
14.正常な発達、健康を導く学習活動	・健康の維持、疾病の回復に関する知識はあるか、学習意欲はあるか ・学習を妨げる要因はないか	**主観的情報** 健康に対する考え方、疾病・障害の受け止め方 **客観的情報** 意識レベル、認知機能、精神状態、家族、重要他者、疾病・治療に対する知識、理解度、意欲

看護診断(看護過程②)

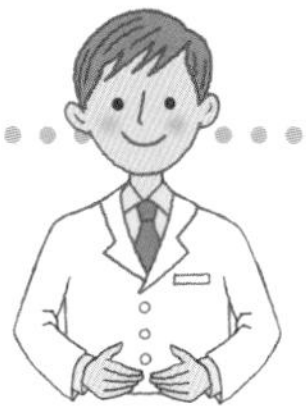

看護過程の第2段階は、「看護診断」です。アセスメントを基に看護介入により解決すべき問題を明らかにします。

診断のポイント

● **看護診断（看護問題の明確化）のプロセスと看護問題の表現**

前節のアセスメントでは、ヘンダーソンの枠組みに沿って「ニーズの未充足な状態、未充足を引き起こしている原因・誘因の特定」を明らかにし、看護問題を導き出します。ヘンダーソンの枠組みでのアセスメントの結果、項目ごとのニーズの未充足状態、その原因・誘因、今後のリスクが明らかになりますが、次に「全体関連図」を描くことによってそれらが統合され、項目間のつながり、関連性、対象のニーズの未充足状態＝看護上の問題が明らかになります。本書では、次のchapterから疾患ごとに、ヘンダーソンの枠組みでのアセスメント➡全体関連図➡看護問題の明確化（看護診断）について事例を使って示しますので、イメージしてください。

NANDAの看護診断を用いない場合の看護問題の表現は「（原因・誘因）による○○（看護問題）」「（原因・誘因）に関連した○○」のように表現されます。**原因・誘因を明らかにすることにより、その問題解決のためにどのようにアプローチすればよいのか、が明確になります。問題解決の基本は、「原因・誘因を除去・軽減するように」看護を実施することになります**。このためにも、対象の現在の疾患・病態、治療による身体的な影響についての基本的な知識、理解が欠かせません。

また、前述の「情報の解釈・分析のポイント」で説明したように、現在起こっている問題だけではなく**「これから起こりうるリスク」も看護問題として挙げること**が大切です。リスク回避も、対象にとって大切な看護といえます。

● **優先順位の考え方**

通常、看護問題（対象のニーズの未充足状態）は1つではなく複数ありますが、その中での優先順位を考えることが重要です。考え方の原則は次のとおりです。

優先順位1位：生命の危険がある問題
優先順位2位：対象者自身が優先していること、本人の苦痛に関する問題
優先順位3位：1つの問題解決が、連鎖的に多くの問題解決につながる問題

※実在していないリスク型の問題でも、生命に危険が及ぶものは優先順位が高くなります。

●看護診断の確定（看護問題の明確化の確定）

NANDAの看護診断を用いる場合は、診断名の定義の確認、診断指標、関連因子、関連する状態や、リスク型看護診断の場合は危険因子について、対象の情報から照合し診断確定の根拠としますが、NANDA以外の「看護問題の明確化」でも基本の考え方は同じです。ヘンダーソンの各基本的欲求に関してのアセスメントを見直し、必要な情報がそろっているか、情報は正しいものか、その情報の解釈・分析に飛躍がないかどうか、常在条件や病理的状態も含めてアセスメントされているかどうか、その原因・要因も正しいかどうか、などについて見落としや誤りがないことを確認し、優先順位も考慮したうえで確定します。この過程では「関連図」が有効です。アセスメント内容を関連図にすることで、原因・誘因や複数の看護問題の関係性も明確になります。chapter 2以降の例で、関連図をどのように使うのか、実際に学んでください。

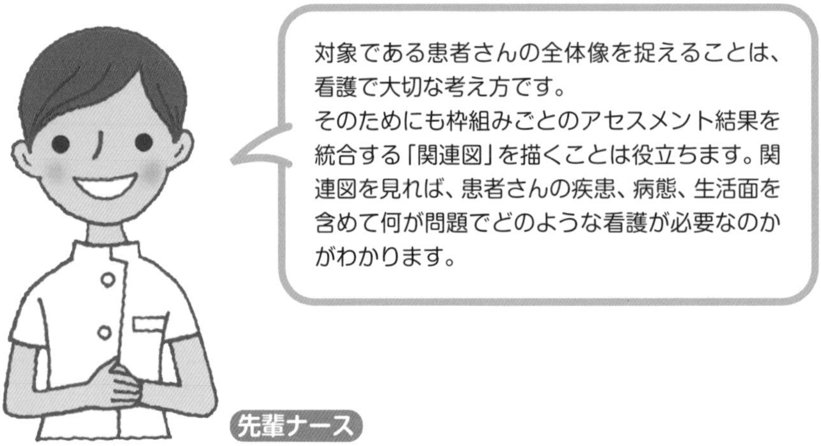
対象である患者さんの全体像を捉えることは、看護で大切な考え方です。
そのためにも枠組みごとのアセスメント結果を統合する「関連図」を描くことは役立ちます。関連図を見れば、患者さんの疾患、病態、生活面を含めて何が問題でどのような看護が必要なのかがわかります。
先輩ナース

計画立案(看護過程③)

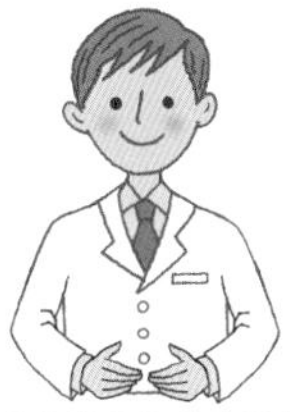

看護過程の第3段階が「計画立案」です。看護はチームで実施しますが、対象がよりよい健康状態に向かうように、チームが一貫して同じ看護を提供するための指標となるものです。看護診断(看護問題)、目標(長期目標、短期目標)、看護計画から構成されます。

目標の設定

●目標の種類:長期目標と短期目標

❶長期目標:長期的な視点から、対象の目指す姿、方向性を示します。入院患者の場合は、どのような状態で退院するのか、という内容になります。短期目標と違い、1つの看護診断(看護問題)に対するものではなく、複数の看護問題を含んだ対象の「全体の」目指す方向性を示す内容としましょう。

❷短期目標:看護診断(看護問題)に対して「どのような状態になればよいのか」、リスク型看護診断では「リスク(危険性)が起こらない状態)」です。ですから、看護診断(看護問題)が複数ある場合は、それぞれの問題に対して、対応する短期目標を立てることになります。

看護過程のこのあとのサイクルで実施後の「評価」が求められますが、その判断基準が“目標が達成できたかどうか”です。

●短期目標の期限(評価の時期)

看護問題の性質、目標設定レベルによって異なります。

例えば「転倒・転落リスク」では、日々、起こさないことが求められるため「毎日」となりますが、便秘や食事摂取量の改善、呼吸状態の改善等、望ましい状態になるまでにある程度の期間が必要な場合は、「3日後」「5日後」等、看護問題の性質に合わせた期限となります。

●目標表現のポイント

明らかにされた看護診断(看護問題=ニーズの未充足状態)に対して、“問題が解決された状態、対象のあるべき姿=ニーズが充足された状態”を目標として表現します。

表現のポイントは次のとおりです。

❶主語は患者(対象者)とする:

(例)食事摂取量が50%以上となる。
転倒転落を起こさない。

❷誰が読んでも評価しやすい「具体的」「観察可能・測定可能」な表現とする:

(例)発赤が1cm以内の大きさになる。
体温が37℃以下になる。
2日に1回排便がある。

※RUMBA(ルンバ)の活用:目標設定には次のRUMBAを覚えておくと便利です。

R=Real:現実的である、解決すべき問題に直接関連している
U=Understandable:理解可能である
M=Measurable:測定可能である
B=Behavioral:行動的表現である
A=Achievable:達成可能である

目標を立てたら、以上のRUMBAに当てはまっているか、確認しましょう。

❸看護診断（看護問題）との一貫性があること

短期目標は、実施後の評価に関わるので、その看護診断（看護問題）が解決されたことを示す表現となっているかどうか「一貫性」を常に点検しましょう。

例えば、「転倒転落リスク」が看護問題なのに、短期目標が「ベッド周囲の障害物がない」としたらどうでしょうか？ 「ベッド周囲の障害物」が転倒の原因であり、看護介入として「ベッド周囲の障害物をなくす」ということは大切ですが、目標表現としては、あくまで「転倒転落しない」ことになります。目標設定後、一貫性についても確認しましょう。

●看護計画（具体策）の記載方法

1）援助方法をOP、TP、EPの表現を活用して、具体的にわかりやすく記載します。

①OP（観察計画）：観察すべき内容。看護診断の指標となっている情報等
②TP（実施計画）：目標達成のために、対象に直接的に行う看護援助の内容
③EP（教育計画）：患者や家族に対して教育、指導を行う内容

2）誰が見ても具体的に看護援助を実施できるように、５Ｗ１Ｈを活用して表現しましょう。
＝When（いつ）、Who（誰が）、What（何を）、Why（なぜ）、Where（どこで）、How（どのように）

3）OP、TP、EPの一貫性があること

OPに挙がっているのに、TPに含まれない、ということはありません。目標表現と同様に、看護診断（問題）、目標との一貫性についても常に意識しましょう。

※標準看護計画を利用してもよいですが、その場合でも**アセスメントを生かして、対象の個別性を生かした内容を追加することが大切です。**

●対象の個別性を生かすためのポイント

①アセスメントの結果明らかになった「原因・誘因」（NANDAの場合「関連因子」「危険因子」）を除去、軽減する内容であること

②アセスメントの結果明らかになった、対象の「強み」、本人や家族の意見、思いを反映させる内容であること

実施・評価（看護過程④⑤）

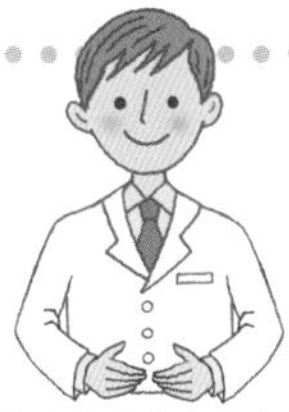

看護過程は計画を立てれば終わりではなく、実施し、評価日に評価し、必要であれば再アセスメントし、新たな看護診断、計画立案をする……という、循環するサイクルです。

実施

看護過程における実施とは、計画立案した看護活動を実施することです。実施にあたっては以下のポイントを押さえましょう。

1）常に対象の状態をアセスメントし、対象の状態に応じて修正、変更すること。
特に状態の変化がある対象の場合は、対象の最新の状態を常にアセスメントし、適宜、計画の追加、修正が必要になります。

2）常に対象（家族も含めて）への説明と同意を得て、相談しながら実施すること。
実施の主体は患者（家族）であることを忘れないようにしましょう。

3）安全・安楽・自立に留意し、科学的根拠に基づいて実施すること。

4）実施後は対象の反応、その結果を把握し、記録、報告を行うこと。

評価

評価とは、看護計画に基づく援助結果から、**短期目標がどの程度達成されたのかを判定すること**です。目標が「達成」された場合は、「看護診断（看護上の問題）は解決された」ということで終了となりますが、「未達成」の場合は、再度、情報収集して再アセスメントを行い、「なぜ達成できないのか」の原因を検討し、必要であれば看護計画の修正、追加を行います。

評価するためには、**短期目標の評価とともに、看護診断（看護問題）の診断指標、関連因子、リスク因子、原因・誘因となる因子がどうなっているのか、の観察・判断も必要**です。解決していない場合、状況が改善しているのか、悪化しているのかの判断にはこれらの指標に関する評価が関わってくるからです。そのために、看護計画のOPで、これらの指標を観察項目として入れることが非常に重要になるわけです。本書では、chapterによってSOAP記録での評価と、全体としての評価の表現の2とおりで評価の例を示しています。考え方、記録例の参考にしてください。

注意が必要なことは、例えば「転倒転落リスク」「感染リスク」の場合、転倒転落や感染を起こしていなければ、目標「達成」と書きたくなりますが、目標達成は「看護問題が解決された」という意味であり、看護計画の終了を意味するので、今後も「転倒転落リスク」「感染リスク」が継続している場合は「未達成」としなくてはいけません。

※評価欄では、①目標は達成されたのか？＝達成か未達成か、②評価（達成、未達成）の理由、根拠を述べましょう。

以上、看護過程の基本的な考え方、ポイントを説明しました。次のchapterから、具体的な疾患ごとに事例を用いて説明しますので、具体例で理解をさらに深めていただきたいと思います。

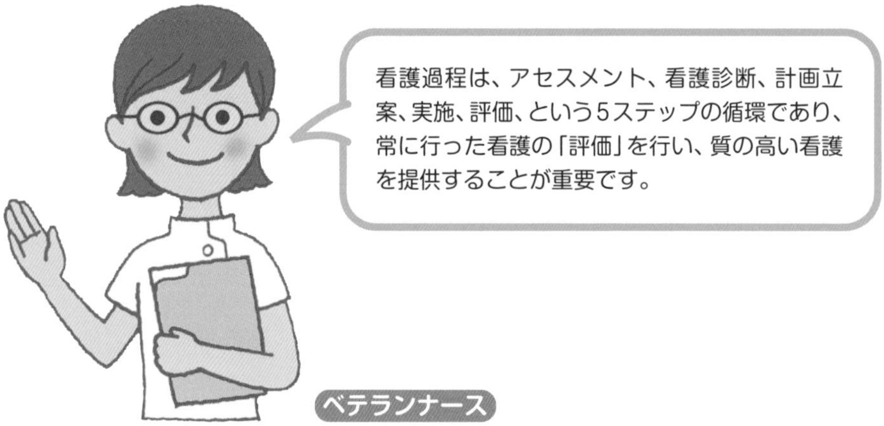
看護過程は、アセスメント、看護診断、計画立案、実施、評価、という5ステップの循環であり、常に行った看護の「評価」を行い、質の高い看護を提供することが重要です。
ベテランナース

参考文献

香春知永、齋藤やよい編：基礎看護技術 改訂第3版 看護過程のなかで技術を理解する、南江堂、2018

ヴァージニア・ヘンダーソン著、湯槇ます・小玉香津子訳：看護の基本となるもの、日本看護協会出版会、2016

chapter 2

呼吸器疾患

各系統別に主な疾患に関する
看護過程について説明していきます。
本chapterでは呼吸器疾患のうち肺炎を取り上げ、
事例を使って看護過程の展開を解説します。

肺炎

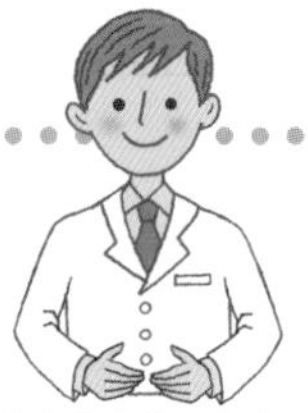

肺炎は、日本人の死亡原因疾患の上位に挙がる呼吸器疾患の代表例です。基本的な病態生理を理解し、看護過程の考え方を学んでください。

呼吸器系の機能についての復習

人間にとっての呼吸の意義は、一言でいうと**ガス交換**です。酸素が外気から取り入れられ、気道・肺胞を経て肺毛細血管から血液に入り、肺静脈➡左心➡大動脈➡身体の細胞・組織に入り、そこで利用され、逆に不要な二酸化炭素を細胞・組織➡静脈➡右心➡肺動脈を経て気道を通して外気に呼出するものです。このガス交換のプロセスを維持するためには、①換気（肺胞に十分な酸素を取り入れ、不要な二酸化炭素を呼出すること）、②正常な拡散（十分な血流量と正常な肺胞膜の状態）、③心臓のポンプ機能（肺循環、体循環）、④赤血球数、ヘモグロビン量が正常であること、などが必要です。

これらの過程のいずれかに障害があれば呼吸不全が起こりますが、肺炎は、肺実質の異常であり、換気が障害される疾患です。

肺炎の病態生理、主な症状、検査所見と治療法

●定義と分類

肺炎とは、なんらかの病原微生物が肺に侵入したことにより起こる、肺実質の急性の感染性炎症です。一般社会生活を営んでいるヒトに発生する**市中肺炎**と、入院後48時間以内に発症する**院内肺炎**、長期療養型病床群や介護施設に入所している場合、90日以内に病院を退院した人が発症する**医療・介護関連肺炎**とに分類されます。医療・介護関連肺炎の主な発生機序として、①誤嚥性肺炎、②免疫抑制剤や抗がん剤による治療中に発症する肺炎、などがあります。

また、市中肺炎は原因微生物によって「細菌性肺炎（肺炎球菌による肺炎など）」と「非定型肺炎（マイコプラズマやクラミジアなどが原因）」に分類されます。

●主な症状、臨床所見

肺炎が起こると肺胞腔内に炎症性細胞が浸潤することにより炎症性浸出物で満たされます。

典型的な症状として、発熱、咳、喀痰、胸痛、呼吸困難などがみられ、呼吸数の増加、脈拍数増加のほか、呼吸音聴診で断続性副雑音が聴取されます。痰の性状は、細菌性肺炎では膿性ですが、非定型肺炎の場合は痰が少ない乾性咳嗽が特徴です。肺炎が重症化すると、脱水、意識障害、呼吸不全、ショック症状をきたす場合もあります。

日本呼吸器学会では、年齢（age）、脱水（dehydration）、呼吸不全（respiration）、意識障害（orientation）、血圧低下（pressure）の頭文字をとり、A-DROPスコア（次ページの図）で重症度を評価することを推奨しています。また、さら

に重症化した場合、敗血症の有無の予防のためのqSOFAスコア（次ページの上表）が用いられています。

●主な検査結果・所見

1）血液検査

細菌性肺炎では、白血球（好中球）の増加、CRPの上昇がみられますが、非定型肺炎では、白血球数は正常か増加しても軽度です。

2）画像検査

・胸部X線、CT所見：細菌性肺炎では、肺胞や気管支に喀痰や浸出物が充満することにより、白い陰影（浸潤影）がみられるのが特徴的。

・非定型肺炎では、淡い陰影（すりガラス陰影）が特徴的。非定型肺炎は、細菌性肺炎と違い、肺胞や気管内に喀痰がないため。

3）喀痰検査

肺炎の起炎菌を特定するのに有効な検査法であり、塗抹検査、培養検査、薬剤感受性検査などがありますが、特に培養検査は肺炎の起炎菌同定に重要です。

4）抗原検査

肺炎球菌、レジオネラ肺炎に関しては、尿中抗原による迅速診断が可能です。またマイコプラズマ肺炎は、喀痰や咽頭ぬぐい液による抗原検出法による迅速診断が可能になり、適切な抗菌薬の選択が可能になりました。

●治療

肺炎と診断されたら、早期から抗菌薬を開始します。診断の時点で起炎菌まで確定されることは難しいため、症状や検査所見を参考に起炎菌を予想し広域に治療をしますが、これを**エンピリック治療（経験的治療）**といいます。

細菌性肺炎を疑う場合はβラクタム系抗菌薬、非定型肺炎を疑う場合はマクロライド系、ニューキノロン系、テトラサイクリン系抗菌薬を投与します。市中肺炎での細菌性肺炎と非定型肺炎の鑑別は、次ページの下表のとおりです。

▼A－DROPスコア

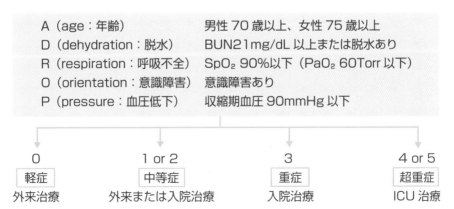

A（age：年齢）	男性70歳以上、女性75歳以上
D（dehydration：脱水）	BUN21mg/dL以上または脱水あり
R（respiration：呼吸不全）	SpO_2 90%以下（PaO_2 60Torr以下）
O（orientation：意識障害）	意識障害あり
P（pressure：血圧低下）	収縮期血圧90mmHg以下

0	1 or 2	3	4 or 5
軽症	中等症	重症	超重症
外来治療	外来または入院治療	入院治療	ICU治療

出典：日本呼吸器学会成人肺炎診療ガイドライン2017作成委員会編：成人肺炎診療ガイドライン2017、日本呼吸器学会、2017、p.12

▼qSOFAスコア

呼吸数22回/分以上
意識変容（Glasgow Coma Scale ＜ 15）
収縮期血圧100mmHg以下

出典：日本呼吸器学会成人肺炎診療ガイドライン2017作成委員会編：成人肺炎診療ガイドライン2017、日本呼吸器学会、2017、p.11

▼CAPにおける細菌性肺炎と非定型肺炎の鑑別

年齢60歳未満
基礎疾患がない、あるいは軽微
頑固な咳がある
胸部聴診上所見が乏しい
痰がない、あるいは迅速診断法で起因菌が証明されない
末梢血白血球数が10,000/μL未満である
――6項目中4項目以上合致すれば非定型肺炎が疑われる

出典：日本呼吸器学会成人肺炎診療ガイドライン2017作成委員会編：成人肺炎診療ガイドライン2017を参考に作成

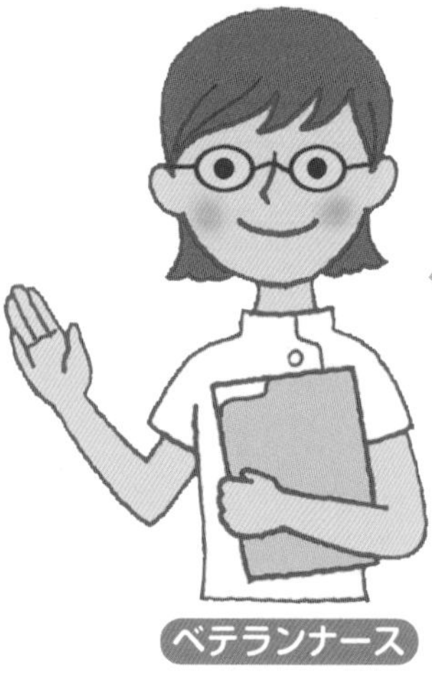

新型コロナウイルス感染で、すっかり肺炎の恐ろしさが知られるようになりました。肺炎は、急性疾患であり、その人自身の抵抗力、身体状態によっても、その経過、予後が大きく違います。糖尿病、腎疾患等の基礎疾患がある患者では重症化しやすいことは、今回クローズアップされましたが、看護するうえでも、対象の既往歴、生活歴を含めて必要な情報収集とアセスメントが重要です。また、バイタルサイン、呼吸状態をはじめとするフィジカルアセスメントを的確に行うことも看護師に求められます。

事例紹介

Aさん、男性、72歳、週3回のパート職員（近所の地区センター勤務）

【診断名】細菌性肺炎

【主　訴】体動時の呼吸困難、湿性咳嗽、倦怠感

【既往歴】45歳～胃潰瘍。3年間内服治療を行っていた。
65歳～高血圧を指摘。2年前から降圧剤（ノルバスク5mg）内服中。

【嗜　好】飲酒：ビール1缶／日
喫煙歴：30歳時から70歳まで1日10本（BI=400）。2年前から禁煙している。

【趣　味】囲碁、絵を描くこと。それぞれ月に2回程度サークルで集まっている。

【性　格】やや神経質

【アレルギー】なし

【体　格】身長170cm、体重65kg

【家族構成】妻（70歳）と二人暮らし。妻は専業主婦。長女（46歳）、長男（43歳）がいるが、それぞれ1時間程度のところに住んでいる。

【入院までの経過】

5日前より風邪気味だったが、発熱はないため受診もせず、地区センターの勤務も続けていた。3日前より、湿性咳嗽がひどくなり、夜間も咳嗽のためにあまり眠れなかった。また37℃以上の微熱も続き、倦怠感、動いたときの息苦しさが出現した。今朝、体温38.5℃と上昇し、少し意識がもうろうとしており、呼吸も苦しそうな様子がみられたため救急外来を受診したところ、肺炎の診断（重症）にて入院となった。

【入院後の主要な検査所見】

・入院時の胸部X線にて、右下葉に浸潤影を認める。

・血液学的検査：RBC340×10^4/μL、Hb11.8 g/dL、Ht36.2%、WBC18.5×10^3/μL

・血液学的検査：TP5.4g/dL、Alb3.5g/dL、CRP9.85mg/dL
BUN15.3mg/dL、Cr0.6mg/dL、UA3.5 mg/dL、GLU90mg/dL
Na150.5mEq/L、K3.0mEq/L、Cl110 mEq/L、Ca8.7mEq/L

・動脈血ガス分析値：pH7.33、$PaCO_2$44Torr、$PaO_2$58Torr、$SaO_2$88%

【入院後の治療】

・入院直後より酸素療法（経鼻カニューレにて4L/分）開始

・抗生物質（セファメジンα1g生理食塩水100mLで溶解）の点滴1日2回（朝、夕）で開始

・補液（ソリタT3 500mL）の点滴1日2回（朝、夕）

・吸入薬（ビソルボン0.2%液2mL）1日3回（朝、昼、夕）

・安静度：ベッド上、排泄時ポータブルトイレ可

肺炎患者の看護過程

●アセスメント

肺炎は、重症度により症状が異なりますが、ここでは市中肺炎（細菌性肺炎）を例とし、急性期と回復期の2期での看護過程を考えます。本書ではヘンダーソンの枠組みを使いますので、アセスメントの枠組みとしては、ヘンダーソンの14項目をもとに情報収集をし、情報の解釈・分析を行います。

●アセスメントの視点

常在条件：年齢、性別、身体・知的状態

➡Aさん、男性、72歳、週3回のパート職員

病理的状態：肺炎の状態（分類、重症度等）、行われている治療、既往歴（肺炎以外のこれまで罹患している疾患）、服用中の薬剤等についての情報

➡重症肺炎、抗生物質（セファメジン）、去痰剤（ビソルボン）の治療中
65歳～高血圧を指摘。2年前から降圧剤（ノルバスク5mg）内服中

▼ヘンダーソンの枠組みによる包括的アセスメント

ヘンダーソンの枠組み（基本的欲求）	アセスメントに必要な主観的情報（S）、客観的情報（O）	情報の解釈・分析
1.正常に呼吸する（循環含む）	**主観的情報** 「少しでも動いたり話をすると息が苦しいよ。結構咳も出るし。痰がからまってうまく出せない感じもあるよ」 **客観的情報** 入院後動脈血ガス分析値：pH7.33、$PaCO_2$44Torr、$PaO_2$58Torr、$SaO_2$88% 呼吸数28回/分、浅い呼吸でリズムは規則的。安静時$SpO_2$95%（$O_2$4L下） 聴診にて、吸気時に右下肺野に低音性断続性副雑音（水泡音）を聴取。 湿性咳嗽（＋）。粘ちゅう性の黄色痰が喀出されている。 脈拍数98回/分、リズム整、触知はやや弱い、BP=142/88mmHg	・**肺胞内の炎症に伴う浸出液増加により、分泌物が増加し、換気障害、低酸素血症が起こっている。呼吸困難感、浅くて速い呼吸、SpO_2低下はそのためである。**現在酸素4L吸入、安静で酸素飽和度がなんとか保たれている状態である。 ・粘ちゅう性が高い痰のため、喀出しにくさがあるが、**痰の喀出がうまくできないと、分泌物による気道閉塞の危険性につながる。** ・呼吸数増加に伴い、脈拍数、血圧値も増加している。
2.適切に飲食する	**主観的情報** 「息が苦しいし、この酸素チューブも邪魔だし、だるいし、全く食べる気がしないよ。食事なんてどうでもいいよ」 **客観的情報** 入院後、1600kcalの軟食が提供されているが、食事摂取量は毎食1割程度。 水分摂取量は経口で400mL/日、点滴静脈内注射で1200mL/日、計1600mL/日 電解質データ：Na150.5mEq/L、K3.0mEq/L、Cl110mEq/L 栄養状態：TP5.4g/dL、Alb3.5g/dL BMI=22.5　Hb11.8g/dL 歯は入れ歯でなく、咀嚼機能は良好。	・必要エネルギー量に対して**摂取エネルギー量不足である。**呼吸困難感、倦怠感、酸素チューブによる食べにくさなどの影響により食欲がないためと考えられる。 ・**TP、Albともに基準値以下であり、このまま食事摂取量が進まないと低栄養状態の悪化の危険性がある。**現在のBMI値は普通。貧血は認められない。 ・70歳台という高齢であるが、摂食、嚥下機能には問題は認められない。

ヘンダーソンの枠組み（基本的欲求）	アセスメントに必要な主観的情報（S）、客観的情報（O）	情報の解釈・分析
2.適切に飲食する	（軟食にしているのは、少しでも食べやすいよう本人の希望によるもの） 嚥下機能に問題はみられない。	・現在、補液により水分摂取量は保たれているが、**経口水分摂取量が少ない。**
3.あらゆる排泄経路から排泄する	**主観的情報** 「息が苦しいし、だるいし、トイレするのも一苦労だよ。汗もすごく出る」 **客観的情報** 排尿・排便ともベッド上で行う。 排尿回数6回（夜間2回）、尿量計約1000mL、やや濃縮尿。 排便は入院後まだなし。 電解質データ：Na150.5mEq/L、K3.0mEq/L、Cl110mEq/L BUN15.3mg/dL、Cr0.75mg/dL、UA3.5mg/dL、尿糖（－）、尿蛋白（－）、尿比重1.010 入院前は2日に1回排便があった。 腹部膨満なし、聴診にて腸蠕（せんどう）動音は減弱、打診で腹部全体に鼓音。	・**呼吸困難感、体動による息苦しさにより排泄行動が阻害されている。** ・Intake1600mL/Output1000+不感蒸泄α 発熱による発汗、不感蒸泄量の増加はあるが、In/Outバランスは、補液により保たれていると考える。 電解質データより**Na、Clが基準値より上昇しており、脱水の可能性を示している。** **発汗、不感蒸泄量の増加、経口水分摂取量が少ないことから今後も脱水の危険性が高い。** ・腎機能に問題は認められない。 ・入院前から食事摂取量が少なく、活動量も低下しており、**腸蠕動運動の低下が認められる。今後もベッド上臥床が続き、食事摂取量、水分摂取量が少ないままだと便秘の危険性がある。**
4.身体の位置を動かし、またよい姿勢を保持する	**主観的情報** 「とにかく動くと苦しいよ。だから寝ているしかないけれど、長く寝ていると腰が痛くなるね……」 **客観的情報** 現在、意識レベルは清明。 ベッド上安静。 日中はファーラー位で過ごしている。 時々自分で寝返りを打っているが、それ以外はぐったりしている。 安静時$SpO_2$95～96%（$O_2$4L下）だが、体動後は93%まで低下する。	・入院時、意識レベルの低下が認められたが、入院後は意識状態に問題はない。 ・**肺炎による換気障害による低酸素血症で体動が制限されており、体動で酸素飽和度が低下している。** 自分で少し身体を動かすことはできるが、**長時間の安静、同一体位による苦痛がある。**
5.睡眠と休息をとる	**主観的情報** 「この息苦しさとだるさがあるから全然休んだ感じがしないね。横になると特に咳が出るから眠りも浅いし。昼も夜も同じだから、時間の感覚もないよ」 **客観的情報** 昼間も傾眠していることが多い。 夜間湿性咳嗽がみられる。 夜間2～3時間ごとに排尿がみられる。	・**呼吸困難感、倦怠感、湿性咳嗽により睡眠・休息が阻害されている。** また、**日中と夜間の生活リズムの異常**もみられる。

ヘンダーソンの枠組み（基本的欲求）	アセスメントに必要な 主観的情報（S）、客観的情報（O）	情報の解釈・分析
6.適切な衣服を選び着脱する	**主観的情報** 「汗でパジャマがぬれるけれど、だるいし、息苦しいし、着替える気にならないよ。着替えてもまたどうせすぐに汗をかいて汚れるからね」 **客観的情報** 発熱に伴う発汗著明。 入院後、着替えはしていない。 体動時の呼吸困難、倦怠感あり。	・**発熱に伴う倦怠感、呼吸困難感により、寝衣交換を拒否しており、清潔な寝衣を着用するニーズは未充足である。**
7.衣類の調節と環境の調節により体温を生理的範囲内に維持する	**主観的情報** 「身体は熱いしだるいよね。いつまた熱が上がるかと思うと、ゆっくり休んでもいられないよ」 **客観的情報** 入院後T=37.5℃～37.8℃が続いている。平熱は36℃程度。 発汗著明、悪寒・戦慄（－）、熱感（＋）	・入院前から微熱が続いていたが、入院当日から38℃～37℃台後半の発熱が続いている。**発熱による代謝亢進に伴い、倦怠感が続いている。このまま発熱が続くと、本人の苦痛の増加、心臓への負担、食事、睡眠・休息、清潔など他の日常生活のニーズへの影響が大きい。また、脱水の危険性にもつながる。**
8．清潔を保持する	**主観的情報** 「汗で気持ち悪いけれど、とにかく今はだるいし、動くと苦しいから、何もしたくないんだよ」 「痰が出るから、口がちょっと気持ち悪いね。口が乾く感じもあるし」 **客観的情報** 発汗著明、顔面紅潮。 皮膚の乾燥はみられない（湿潤） 口腔内の乾燥（＋） 自分で時々顔の汗は拭いている。 点滴刺入部の発赤、腫脹、疼痛なし。 朝夕、セッティングすればうがいは行っている。 短時間での清拭と寝衣交換を勧めたが拒否された。	・発汗に伴う皮膚の汚染があるが、本人が清潔ケアを拒否している。このままの状態が続くと、**本人の不快感の増加、皮膚の生理機能低下につながる。** ・**経口水分摂取不足による口腔内の乾燥、痰による口腔内の汚染**が認められ、口腔内からの感染の危険性がある。 ・点滴刺入部からの感染は認められない。
9.環境の様々な危険因子を避け、また他人を傷害しないようにする	**主観的情報** 「今はだるいし、息苦しいから、ただ寝ているだけだね……」 **客観的情報** 4人床の窓側。ベッドサイドに点滴スタンドが置いてある。酸素nasalチューブ使用中。手元にティッシュペーパーの箱を置き、自分で痰をとっているが、そのゴミがベッド上に散らばっており、ベッドサイドにも落ちている。 聴力障害なし。眼鏡の使用なし。 WBC18.5×10^3/μL、CRP9.85mg/dL	・**倦怠感、呼吸困難のため、自分で快適な環境を整えることができていない。** ・現在は、ベッド上安静であるが、**今後離床する際に、ベッドサイドの点滴スタンド、nasalチューブ等が障害物となる危険性がある。** ・WBC、CRP値とも高値であり、**感染状態であることを示している。**

ヘンダーソンの枠組み（基本的欲求）	アセスメントに必要な主観的情報（S）、客観的情報（O）	情報の解釈・分析
10.コミュニケーション	**主観的情報** 「話すと息が切れるし、咳も出るから話すのも一苦労だよ」 **客観的情報** 会話時、息切れ、咳嗽がみられるが、こちらの質問には答えてくれている。	・呼吸困難、湿性咳嗽により、会話することにも支障をきたしているが、最低限必要なコミュニケーションはとれており、自分の感情や欲求の表現はできている。
11.信仰・宗教	信仰している特定の宗教はなし。	・信仰・宗教に関しての問題は認められない。
12.達成感をもたらす生産的活動	**主観的情報** 「週3日だけど地区センターで働くことは、いい気分転換になっていたんだよ。こんな年だけど、女性が多い職場だから、結構頼りにされていたしね。それが今は、自分で何もできない身体になっちゃって……。肺炎が治って退院したらまた仕事ができるかなあ」 **客観的情報** 男性、72歳、70歳の妻と二人暮らし。 週3回のパート職員（近所の地区センターで事務職として勤務している）。	・入院前は、パートとはいえ仕事を持っており、そのことを生きがいに感じていたが、現在の身体状態から、自信を喪失している。 ・**退院後、仕事が続けられない状況になれば自己概念の低下につながる危険性がある。**
13.レクリエーション	**主観的情報** 「趣味は、囲碁と絵を描くことだよ。仲間と集まることも楽しいんだよ。でもしばらく行けないのかなあ。身体が元気になっても、何もなくなっちゃったら寂しいね」 **客観的情報** 入院前の趣味：囲碁、絵を描くこと。それぞれ月に2回程度サークルで集まっている。	・入院前は仕事以外に趣味、趣味を通しての交流を楽しんでいたが、**退院後に続けられない状況になれば、AさんのQOLが阻害される可能性がある。**
14.正常な発達、健康を導く学習活動	**主観的情報** 「ただの風邪かと思っていたら肺炎だなんて。タバコも結構吸っていたせいもあるのかな。普段から特に意識はしていないしね。予防接種も面倒で受けていなかったよ。血圧だって高いから、これ以上悪くなりたくないね」 「まだまだ家でじっとしている生活なんてごめんだよ」 **客観的情報** 喫煙歴：30歳時から70歳まで1日10本（BI=400）。現在禁煙している。 理解力は良好。退院後の生活についての意欲あり。	・**肺炎予防に関しての知識不足により今後も肺炎の再発を起こす危険性がある。**喫煙歴が長く慢性閉塞性肺疾患のリスクもあるため、入院中に感染予防に関して理解を促す必要がある。

肺炎事例の全体関連図

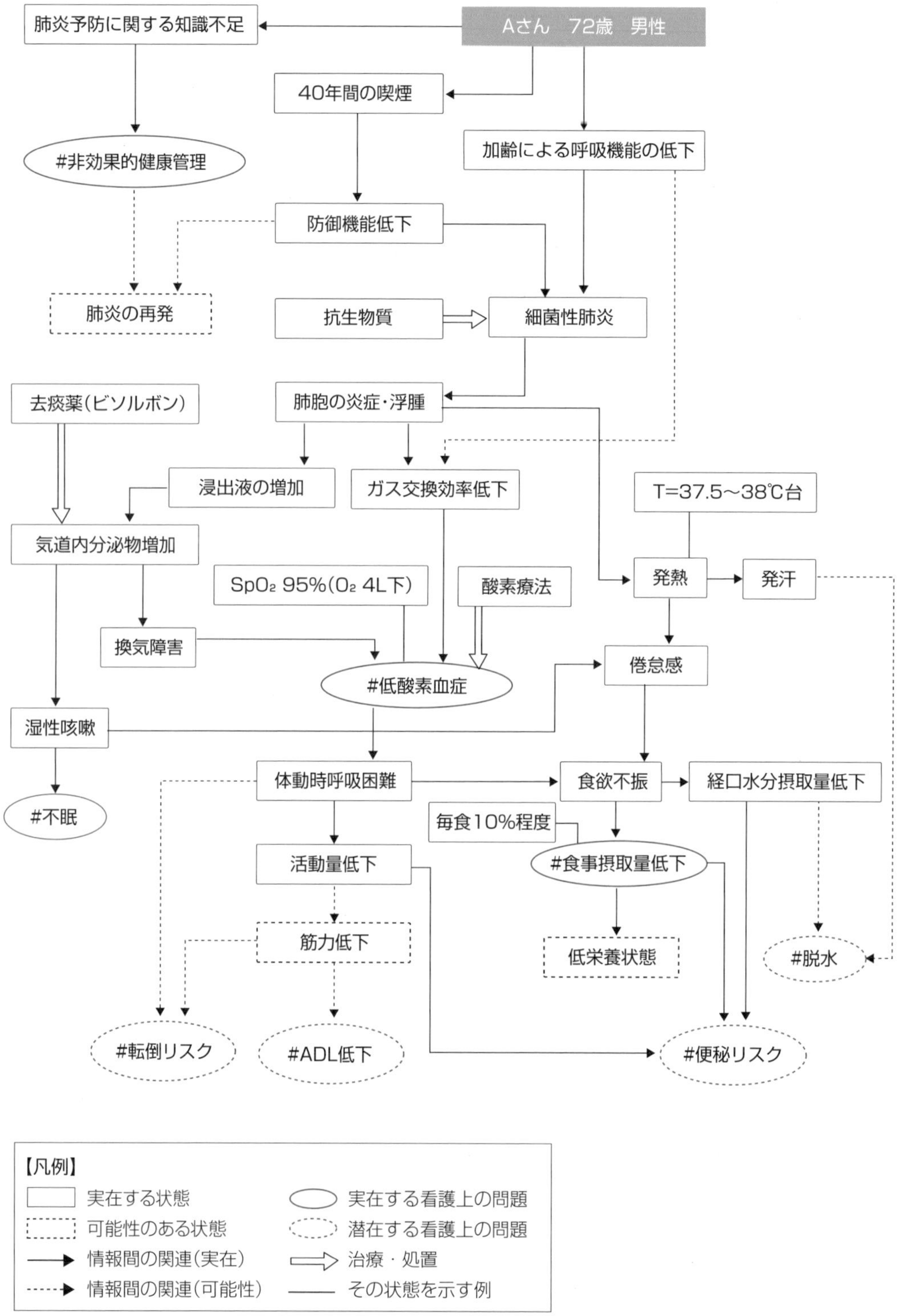

Aさん　72歳　男性
肺炎予防に関する知識不足
40年間の喫煙
加齢による呼吸機能の低下
#非効果的健康管理
防御機能低下
肺炎の再発
抗生物質
細菌性肺炎
去痰薬(ビソルボン)
肺胞の炎症・浮腫
浸出液の増加
ガス交換効率低下
T=37.5～38℃台
気道内分泌物増加
SpO2 95%(O2 4L下)
酸素療法
発熱
発汗
換気障害
#低酸素血症
倦怠感
湿性咳嗽
#不眠
体動時呼吸困難
食欲不振
経口水分摂取量低下
毎食10%程度
活動量低下
#食事摂取量低下
筋力低下
低栄養状態
#脱水
#転倒リスク
#ADL低下
#便秘リスク
【凡例】
実在する状態
可能性のある状態
情報間の関連(実在)
情報間の関連(可能性)
実在する看護上の問題
潜在する看護上の問題
治療・処置
その状態を示す例

看護診断

ヘンダーソンの14項目の枠組みでアセスメントした結果、「ニーズの未充足」部分を看護援助が必要な「看護問題・看護診断」として挙げます。その際に、「何が原因でニーズ未充足が起こっているのか」の原因・誘因も明らかにします。P.32の全体関連図をみると、例えば呼吸や体温調整についてのニーズ未充足は、肺炎の病態から起こっているものであること、呼吸器症状、発熱による倦怠感から、食事や排泄、活動、休息、清潔等の日常生活への影響が起きていることがわかると思います。看護過程の考え方を使った看護実践は、「問題（ニーズの未充足）を起こしている原因・誘因の除去・軽減」が原則ですので、看護問題（看護診断）を記載するときには、原因・誘因とともに記載しましょう。

また肺炎は急性疾患であり、治療、入院の経過に伴い対象の状態の変化がみられます。看護問題・看護計画も入院時に一度立てれば終わりではなく、対象の状態の変化に応じて、評価しながら再アセスメント➡看護問題の明確化➡看護計画立案➡実施・評価というプロセスをとります。

本chapterでは、看護問題名はNANDAの看護診断名ではなく、アセスメントの結果から表現する方法をとります。

肺炎の急性期の看護診断（看護問題）

肺炎の急性期は、炎症症状に伴う呼吸状態の改善が第一優先です。また、合併症予防も必要です。そして、呼吸困難に伴うニーズの未充足状態が本人にとっても優先順位の高い看護診断になります。Aさんの事例では、次の看護問題が挙げられます。

＃１. 分泌物貯留に伴う換気障害に関連した低酸素血症（SpO_2：95%）
＃２. 呼吸困難、咳嗽、発熱による倦怠感に伴う食欲不振に関連した食事摂取量減少
＃３. 活動量低下に伴う筋力低下、体動時呼吸困難に伴う転倒リスク状態
＃４. 経口水分摂取量不足、発熱に関連した脱水の危険性
＃５. 体動時呼吸困難、倦怠感に伴う活動量低下に関連したADL低下のリスク
＃６. 湿性咳嗽に伴う不眠
＃７. 食事摂取量低下、経口水分摂取量低下、活動量低下に伴う便秘リスク

急性期の看護問題のうち、上記＃１と＃２の２つの看護問題に対する看護計画を説明します。

急性期の看護計画

長期目標：肺炎の症状が軽快し、肺炎予防について理解したうえで早期に退院できる。

急性期の看護計画（＃１）

＃１. 分泌物貯留に伴う換気障害に関連した低酸素血症（SpO_2：95%）

短期目標：酸素飽和度97～98%を維持できる（5日後）

※原因・誘因に着目して「分泌物の貯留がみられない」「呼吸音聴取で副雑音が聴取されない」などの表現をする人がいますが、短期目標表現の基本は問題が解決された状態を示します。
低酸素血症の主な原因が「分泌物貯留に伴う換気障害」なので、具体策では、痰の喀出を促す看護援助、そして看護問題が解決に向かっているかどうかの指標として、呼吸状態や咳嗽、痰、水分出納、脱水の有無の観察が重要です。さらにこれらに関わる指導もセルフケアに向けて大切なポイントとなります。

＃1.の看護計画

OP（観察計画）

1．バイタルサイン測定時に呼吸困難、咳嗽、痰の喀出状態を確認する。
　1）呼吸状態（呼吸数、リズム、深さ、左右対称性）の観察、SpO_2測定。
　2）呼吸音聴取（全肺野の聴診を行い左右差の有無、副雑音の有無、あればその性質・部位の確認）を行う。
　3）痰の性状、量の観察。
　4）体温測定と自覚症状の確認。
2．体動時、清潔援助や食事摂取時の呼吸状態を確認する。必要時SpO_2測定。
3．食事時に食事摂取状況、経口水分摂取状況、口腔内の観察を行う。
4．脱水症状の有無を確認する：尿量、水分出納、皮膚の乾燥、口腔鼻粘膜の乾燥状態。
5．検査データ：胸部X線、血液ガス、CRP、WBC、細菌検査（喀痰）。
6．部屋の環境（温度、湿度）の確認：訪室時に部屋の乾燥の有無を確認する。

TP（治療計画）

1．痰の喀出を促すために毎食後、ケア後に水分摂取を促す。毎食前に口腔ケアの実施。
2．吸入薬の確実な実施（1日3回、○時○時○時）。
3．吸入後、効果的な咳嗽により痰の喀出を促す援助を行う。
　吸入後30分間は痰を出しやすいファーラー位とする。
4．部屋の環境整備：適宜換気を行う。必要時加湿を行う。

EP（教育計画）

1．痰をやわらかくし出しやすくするため、十分な咳嗽、水分摂取の重要性を説明する。
2．吸入時、効果的な吸入が実施できるように説明する。
3．痰の喀出に効果的な咳嗽ができるように説明する。

急性期の看護計画（＃2）

＃2．呼吸困難、咳嗽、発熱による倦怠感に伴う食欲不振に関連した食事摂取量減少（毎食10%程度）

短期目標：食事を毎食60%以上摂取できる（5日後）

＃2の看護計画

OP

1．バイタルサイン測定時に呼吸困難、咳嗽、痰の喀出状態を確認する。
　呼吸状態（呼吸数、リズム、深さ）の観察、SpO_2測定。
　呼吸音聴取（左右差の有無、副雑音の有無、部位の確認）を行う。体温測定と自覚症状の確認。
2．口腔内の状態、乾燥の有無、摂食、嚥下に関する機能について（毎食前）。
3．食欲の有無、食欲に影響する症状（呼吸困難、倦怠感、熱感等）の有無（毎食前）。
4．食事摂取状況、栄養状態（Alb、TP）、水分摂取状況、電解質（Na、K、Cl）。

TP

1．食欲を増進する環境調整（毎食前）。
2．口腔ケアを実施する：含嗽で口をさっぱりさせる（毎食前）。
3．食事内容、量の調整：可能な限り本人の嗜好、好みに合わせる。

EP

1．体力の回復、感染防御と関連づけて、食事摂取の必要性を説明する（食事時）。
2．より食欲が進む食事内容、嗜好について、本人、家族と相談する。

回復期の看護診断

Aさんは幸い治療の効果があり、肺炎症状は軽快しました。肺炎の回復期は、治療の効果により炎症症状は治まり身体症状は軽減していますが、今後の再発防止のための感染予防策、自身の抵抗力を高めるための健康管理行動に焦点をあてます。特にAさんは喫煙歴も長く、感染の危険性も高いので、今後の再発予防に向けて、本人自身がセルフケア行動をとれることが重要です。

#8．感染予防策に関する知識不足に伴う非効果的健康管理

回復期の看護計画

#8．感染予防策に関する知識不足に伴う非効果的健康管理

短期目標：感染予防について理解し、積極的な健康管理をしていこうとする発言が聞かれる（3日後）

#8の看護計画

OP

1．患者の肺炎、感染経路、治療に対する認識、理解度。
2．感染予防策に関する知識、理解度、退院後の生活についての本人の認識、思い。

TP

1．栄養、水分摂取、適度な活動と休息を促す（バイタルサイン測定時、ケア実施後）。
2．環境整備を実施する：換気、清潔な環境調整。

EP

1．肺炎の原因、感染予防策、栄養状態について患者と話をし、肺炎の再発予防、感染予防に関して必要な指導を行う。
2．必要時、家族に対しても感染予防策、栄養状態改善の必要性について説明する。

実施・評価

看護計画に沿って必要な看護を実施し、OPの内容を観察し、評価日に評価をします。

ここでは、#1．分泌物貯留に伴う換気障害に関連した低酸素血症（SpO_2：95%）に対しての評価の記載例を示します。

＜入院6日目（評価日）＞

S

呼吸は楽になったよ。酸素もとれたし、ゆっくり動けば大丈夫だよ。
熱も下がったし、咳もほとんど出なくなったね。

O

呼吸数18回/分。適度な深さ、規則的なリズム。SpO_2：98%（RA下）。T=36.0℃
口唇爪床色良好、チアノーゼなし。湿性咳嗽はほとんどみられない。痰白色痰の喀出ティッシュペーパーに付着程度。
呼吸音：肺胞呼吸音左右差なし。副雑音の聴取なし。

A

呼吸音や湿性咳嗽の減少、痰量の減少から、気道内分泌物はほとんどなくなっており、炎症症状は軽快したと考えられる。酸素吸入なしでもSpO_2：98%維持できており、目標は達成された。

P

引き続き呼吸状態の観察は続けるが、目標は達成されたため本プランは終了。

※このように、短期目標が達成されれば終了としますが、未達成の場合、再アセスメントにより必要な看護について追加、修正を行いながら、対象に必要な看護を提供します。

参考文献
高橋和久編集：疾病の成り立ちと回復の促進④疾病と治療1　呼吸器、メヂカルフレンド社、2018、p.164～173
北村聖編：臨床病態学1　第2版、ヌーヴェルヒロカワ、2013、p.265～272
阿部俊子監修・山本則子編：エビデンスに基づく疾患別看護ケア関連図 改訂版、中央法規出版、2014、p.90~99
貝瀬友子他：看護学生のための疾患別看護過程1　第2版、メヂカルフレンド社、2017、p.56~77
井上智子・窪田哲朗編：病期・病態・重症度からみた疾患別看護過程＋病態関連図 第3版、医学書院、2016、p.14～37
山田幸宏他：疾患別看護過程セミナー、サイオ出版、2018、p.6～25

MEMO

chapter 3

循環器疾患

循環器疾患のうち、心不全を取り上げ、看護過程の展開を解説します。
循環器疾患は日常生活動作に伴う労作の影響を大きく受けます。
特に心不全では、循環動態の評価だけでなく、
呼吸状態や腎機能など全身状態を評価していく必要があります。

心不全

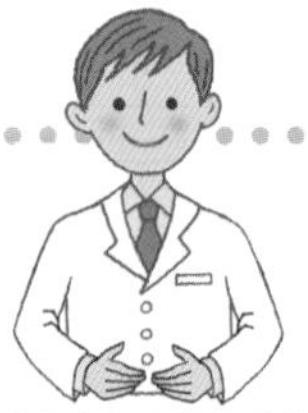

心不全とは、心臓のポンプ機能が低下し、身体に必要とする酸素を供給できない状態のことを指します。

心不全の病態生理、主な症状、検査所見と治療法

●心不全の定義と分類

心不全では、心臓のポンプ機能が低下することで心拍出量が低下し、心臓内に血液がうっ滞して、全身から戻ってくる血液の受け入れが困難となります。その結果、心拍出量がさらに低下する悪循環を呈します。心不全においては、基礎疾患のために心筋障害が起こり、その結果、心拍出量が低下し循環不全が起きてしまいます。

心疾患のほとんどで心不全に至る可能性があります。代表的な心疾患としては、虚血性心疾患（心筋梗塞、狭心症）、高血圧、心臓弁膜症、心筋症、不整脈が挙げられます。また、肺疾患も心不全の原因の疾患となります。肺高血圧症、肺塞栓症、慢性閉塞性肺疾患（COPD）が挙げられます。その他、糖尿病や膠原病、腎不全、甲状腺機能亢進症なども、心不全の原因疾患として挙げられます。

心不全は、①発症の進行度、②心機能、③症状によって分類することができます。

①発症の進行度による分類では、急性心不全と慢性心不全に分けることができます。

急性心不全とは、心臓の器質的・機能的異常により心臓機能が急激に低下し、ポンプ機能の**代償機構**が破綻することで症状が急性に出現する状態をいいます。それに対し**慢性心不全**とは、慢性の心筋障害によりポンプ機能が低下し、代償機構による機能維持もできなくなり、必要な血液量の拍出ができない状態をいいます。

次に、②心機能による分類では、収縮不全と拡張不全に分けることができます。

収縮不全とは、心筋梗塞などの心筋の障害によって心臓の収縮力が低下した状態や、心臓弁膜症によって心拍出量を十分に保てない状態のことを指します。一方、**拡張不全**とは、心筋障害によって心室壁が硬くなる、もしくは心室外の拘束が生じて、心臓が拡張しにくい状態のことを指します。

▼収縮不全と拡張不全のイメージ

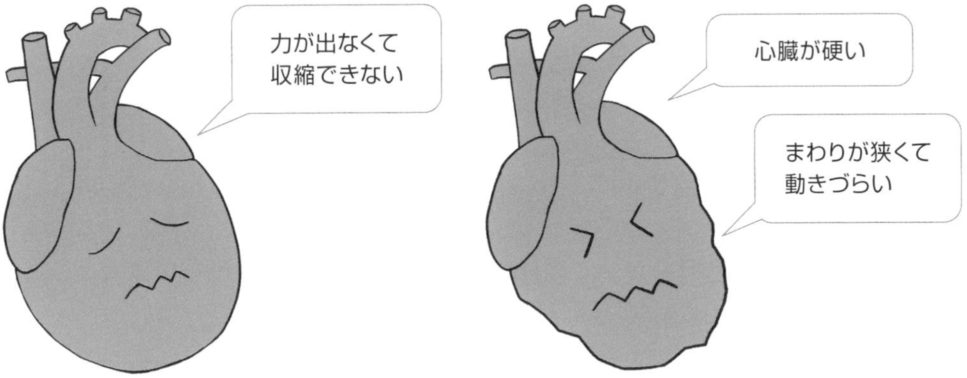

③症状による分類では、左心不全、右心不全、両心不全に分けることができます。

左心不全とは、心拍出量の低下により、肺循環（左心系）が障害された状態です。左心系の障害から心拍出量の低下が起こり、肺うっ血や肺水腫といった肺の障害が起こります。一方、**右心不全**とは、右心室の収縮力の低下により、体循環（右心系）が障害された状態です。右心系の障害から、体循環がうっ滞することにより、浮腫や肝腫大などの症状が出現します。また、**両心不全**ですが、左心不全が続くと、肺うっ血に伴い肺高血圧となって、右心室への負荷が増大します。結果的に右心不全も併発し、両心室で心不全が起きている状態となります。右心不全は、このように左心不全に伴って発症するケースが多いです。ただし、肺高血圧症、肺塞栓といった肺の疾患や、肺動脈弁疾患では右心不全のみが出現します。

●病態生理

心臓には、**刺激電動系**という、自ら活動電位を生み出す特殊心筋が存在しています。この刺激電動系の刺激を受けて、作業心筋がポンプの役割を果たして血液を循環させ、酸素や栄養素を全身へ運びます。そのため、心臓の機能低下は、全身に影響を及ぼすこととなります。

心不全の病態生理で大切なことは、心臓にどのような障害が起きているのか理解し、その障害によって肺循環、体循環のどちらに（もしくは両方に）影響を及ぼしているのかを理解することです。そのためには、心臓の構造と心臓の血液の流れを理解することが重要となりますので、ここで確認していきましょう。

まず、心臓の構造について学習していきます。心臓の外側は、心膜といわれる薄い膜で覆われ、第2～5肋間の高さに位置し、縦隔の大半を占めています。心臓の内側は、右心房、右心室、左心房、左心室という4つの部屋に分けられています。右心房と右心室からなる右心系、および左心房と左心室からなる左心系の2つに分類できます。次ページの下図のとおり、右心系と左心系はつながっていますが、逆流が起きることのないように、各部屋の境目には弁が存在します。種類としては、右心房と右心室の間の三尖弁、右心室と肺動脈の間の肺動脈弁、左心房と左心室の間の僧帽弁、左心室と大動脈の間の大動脈弁の4つがあります。

▼心臓の位置

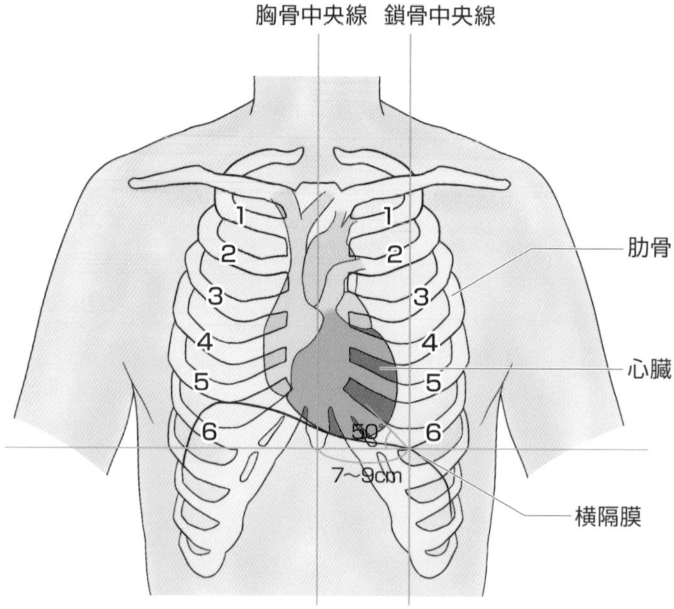

胸骨中央線
鎖骨中央線
1
2
3
4
5
6
1
2
3
4
5
6
肋骨
心臓
50°
7〜9cm
横隔膜

▼心臓の解剖

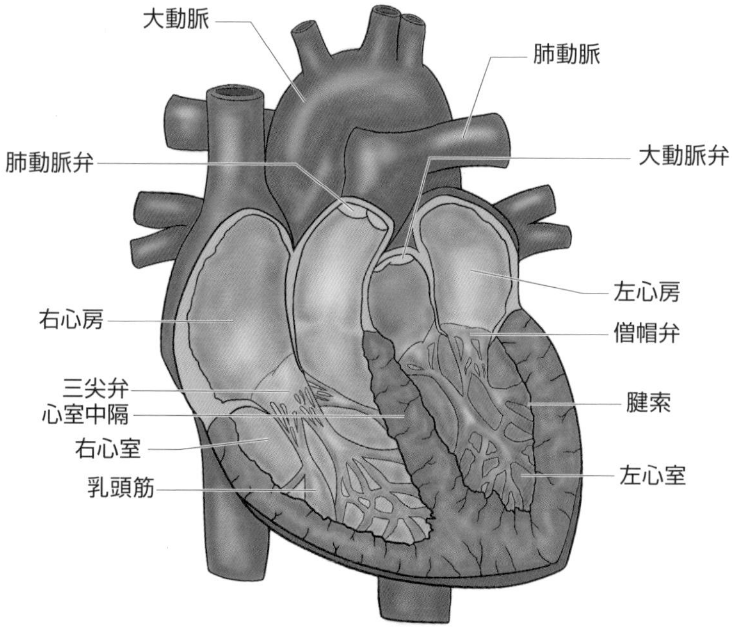

大動脈
肺動脈
肺動脈弁
大動脈弁
左心房
右心房
僧帽弁
三尖弁
心室中隔
腱索
右心室
左心室
乳頭筋

心臓から拍出された血液の流れ（下図）についても確認していきます。では、肺から心臓に血液が流入する左心系からみていきましょう。まず、肺静脈から酸素（以下、O_2とする）を多量に含んだ血液が左心房に流入します。その後血液は左心室、上行大動脈へと移り、全身へ血液を押し出します。ここまでの流れを左心系といいます。左心系が障害された場合には、上行大動脈へと押し出す血液の量が低下するため、左心室内に血液がうっ滞します。

次に、全身から心臓に血液が流入する右心系についても確認していきましょう。全身からの多量にCO_2を含む血液は、上大静脈と下大静脈から右心房に流入します。その後血液は右心室へ移動し、肺動脈を通って肺へ流れます。ここまでの流れを右心系といいます。右心系が障害された場合には、全身から心臓に流れてくるはずの血液が全身に留まってしまいます。

▼心臓から拍出された血液の流れ

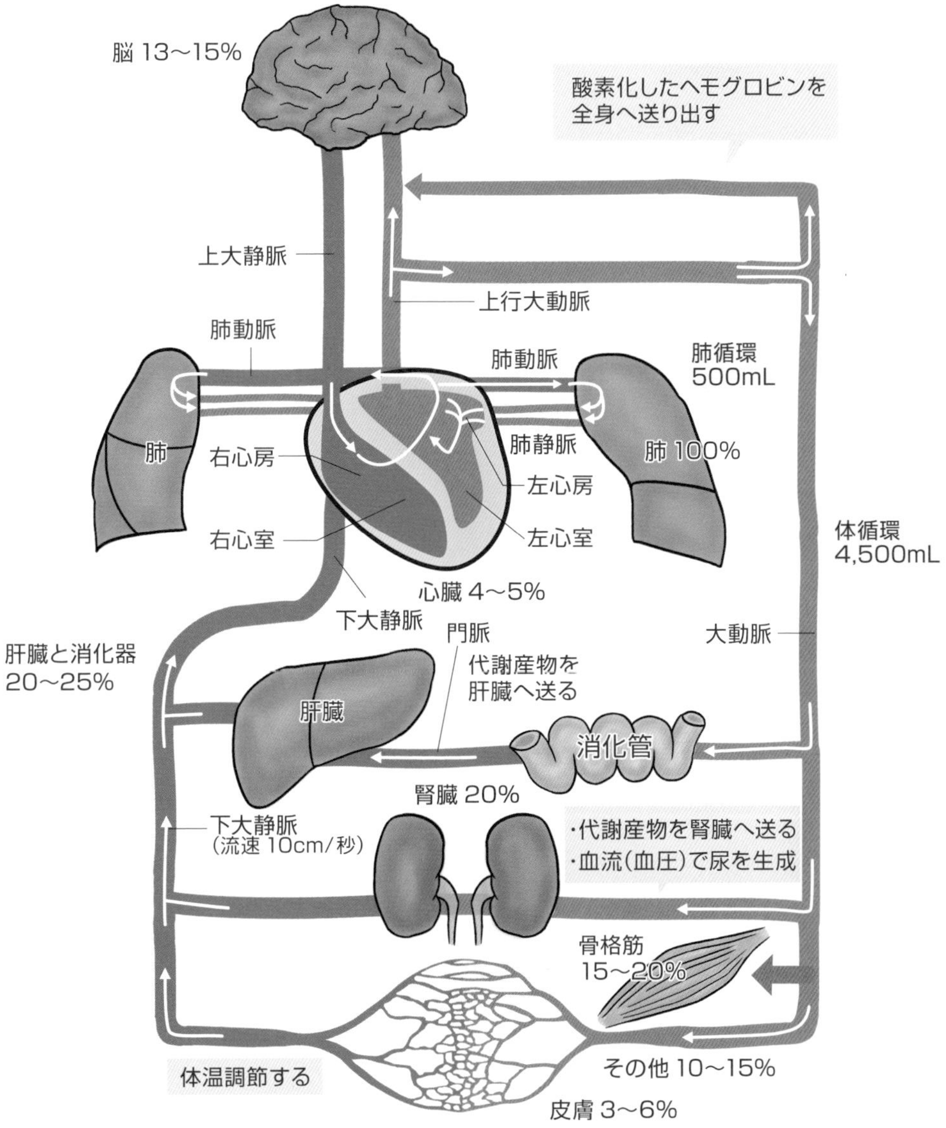

前図のように、心臓の働きが衰えると、全身状態に影響が出ることがわかります。そのため、心臓はなんとか血液を送り出そうという調節機能を持っています。この機能を代償機構といいます。代償機構は、大きく2つに分類できます。

1つ目は心臓内の代償機構です。これは、長期の心負荷によって、心臓自体の形が変わること(心臓リモデリング)を指します。心臓リモデリングには心拡大と心肥大の2種類があり、心臓にどのような負荷がかかったのかによって決まります。心拡大は、循環血液量の増加によって心臓に負荷がかかり、心臓の内腔・外腔ともに拡大する状態です。また心肥大は、心臓が血液を拍出する際に過剰に圧力が負荷としてかかり、拍出するために心筋が発達します。結果的に心臓の内腔が縮小し、外腔が拡大した状態をいいます。

2つ目は心臓外の代償機構です。こちらは、心拍出量の低下を認めたときに、交感神経やRAA(レニン・アンジオテンシン・アルドステロン)系が活性化され、心臓に作用して心臓に心拍出量を増大させることを指します(下図)。

心不全は、代償機構の能力を上回るような負荷がかかり、その状態が長時間続いた結果、破綻してしまった状態です。

▼心臓外の代償機構の仕組み

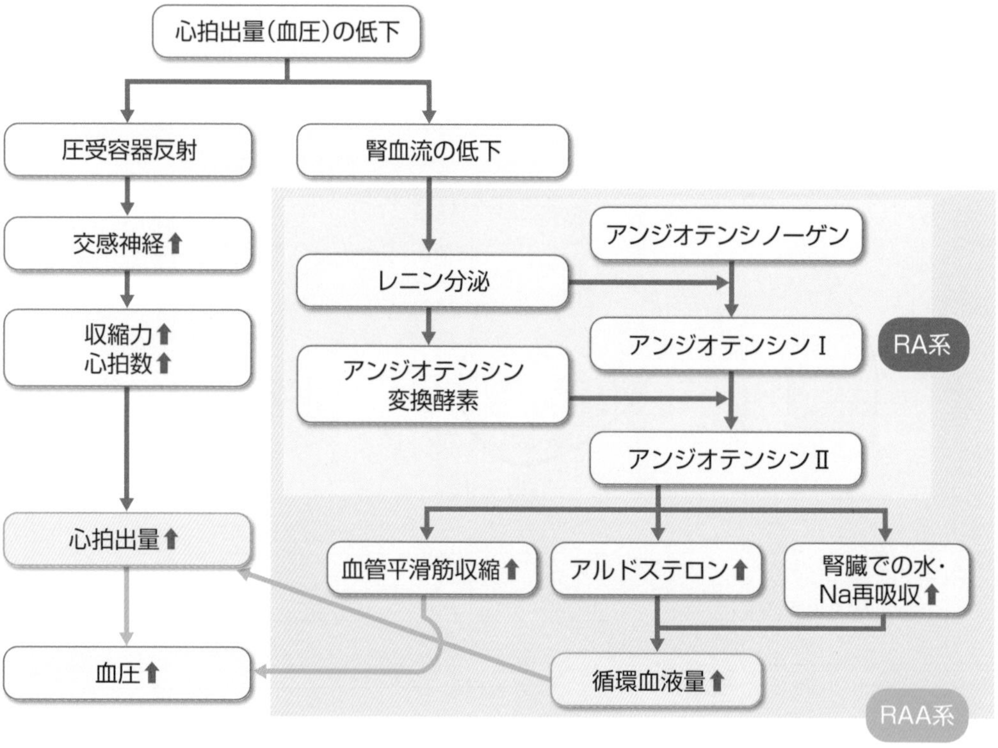

● **主な症状**

心不全では、心臓のポンプ機能が障害されているので、十分に血液を拍出することができません。そのため、障害された部分の上流には血液が貯留してしまいます。つまり、左心・右心のどちらが障害されているかによって血液が貯留する場所が異なるため、症状も左心・右心で異なるのです。

●**左心不全（下図）**

左心不全では、左心の上流に肺がありますから、肺うっ血となります。このため、肺でガス交換が十分に行えず呼吸困難、労作時の息切れが生じます。

左心系のポンプ機能が低下した左心不全では、右室が拍出する血液を左室が受け入れて拍出できないために、左室拡張末期容積が増えて左室は拡大し、左房圧が上がります。左房圧が上がると肺静脈圧も高くなり、肺毛細血管圧が上がります。この圧が18mmHgを超えると肺うっ血が起こるといわれています。肺うっ血が起こると、肺でガス交換が十分に行えず呼吸困難、労作時の息切れが生じます。なお、左房圧が上昇すると、心音の第Ⅲ音と第Ⅳ音が生じます。

左心不全で特に注意したい症状は、発作性夜間呼吸困難と起座呼吸です。

発作性夜間呼吸困難は、就寝してから2～3時間後に呼吸困難が出現することをいいます。生じる機序としては、まず就寝（臥床）することによって、横隔膜が内臓から押し上げられるとともに、腹部や下肢の体液が胸腔内に移動します。つまり、身体の血液が心臓に戻りやすくなります。仰臥位では心不全でない人でも、座位より胸腔内血液が400ccほど増加するといわれています。心不全の状態では急に増加した血液に対応ができず、肺に血液が停滞することになります。これによって呼吸困難が生じるのです。

▼左心不全のイメージ

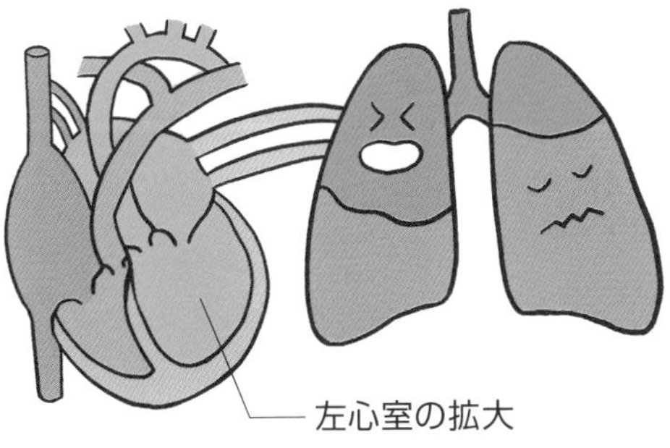

起座呼吸は、臥位で呼吸困難が生じますが、座位になると症状が軽減することをいいます。機序としては発作性夜間呼吸困難と同じですが、起座呼吸の方が、臥位の状態で呼吸困難を生じるまでが短時間であるため重症といえます。

●**右心不全（下図）**

右心不全では、右心の上流が全身から血液が戻ってくる大静脈につながっているため、全身浮腫、肝腫大、静脈拡張（頸静脈怒張）などが生じます。右心不全の多くの場合は、左心不全の影響を受けて生じます。この場合には、右心不全の症状だけでなく、左心不全の症状も示します。

右心系のポンプ機能が低下した右心不全では、左室が拍出する血液を右室が受け入れて拍出できないため、右室拡張期容積が増えて右房圧が上がります。このため、静脈血は右房へ流入できず、体循環系に静脈血がうっ滞して、**中心静脈圧**（CVP*）が上がるとともに頸静脈が怒張します。体循環系がうっ血し、毛細血管圧が血液のコロイド浸透圧よりも上がると、血液中の水が間質液に漏れ出て全身が浮腫状態となります。浮腫は特に下腿に著しく、腹水や胸水も多量に貯留します。また、肝臓が腫大して肝機能が障害されます。

▼右心不全のイメージ

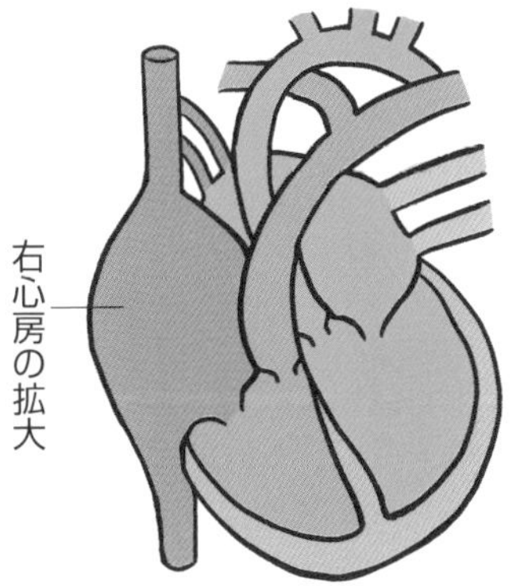

＊**CVP**　Central Venous Pressureの略。

体循環系静脈圧が上昇すると、リンパ液が静脈に流入できなくなり、リンパ液もうっ滞します。この結果、腸管のリンパ壁が破綻してタンパク質が漏出し、低タンパク血症となります。さらに、低タンパク血症によって血液中のコロイド浸透圧が下がるため、浮腫や腹水は増悪します。

左心不全が数か月以上継続すると、全身浮腫、肝腫大、静脈拡張（頸静脈怒張）が生じます。これは、左心不全から生じた右心不全が原因である可能性もありますが、左心不全自体の心拍出量の減少により、循環血液量が減少し、RAA（レニン-アンジオテンシン-アルドステロン）系などの循環血液量維持機構が働いて、塩分と水分が貯留するためです。

●**主な検査結果・所見**

心不全では、対象者の心臓の形、機能について検査します。検査は継続して行い、経過をみて治療方針につなげていきます。

血液検査：血漿BNP（脳性ナトリウム利尿ペプチド）の上昇がみられます。血漿BNPが高いほど、重症度が高いです。右心不全が重症化すると、肝うっ滞が継続し、肝障害を併発します。そのため、肝機能を示すAST・ALT・LDHが基準値から逸脱します。肝障害が長期化してしまうと、アルブミンの低下や、凝固因子の低下にまでつながります。

心不全によって心拍出量が低下すると腎血流量も低下するため尿量が減少し、電解質やBUN（尿素窒素）、Cr（クレアチニン）が基準値より上昇します。

画像検査胸部X線：心不全では、ポンプ機能が低下しても心拍出量を保つために、心筋が発達します。それにより、心拡大がみられるのが特徴的です。心拡大の確認は、心胸比（CTR）で評価します（次図）。また、重要な所見として、肺うっ血や肺水腫、胸水の貯留も認めます。

▼心胸比（CTR）の求め方と正常値

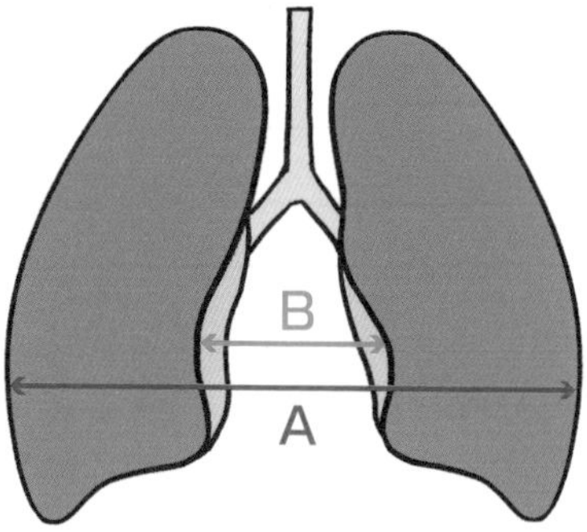

・心胸比＝B（心臓の幅）÷A（胸郭の幅）
・正常値：50%以下（座位・立位）、60%以下（仰臥位）

心電図検査：12誘導心電図や、継続的に心電図を装着するホルター心電図を使用して、不整脈の発生状況を確認します。心不全自体に特異的な波形は認めませんが、基礎疾患により心不全が生じている可能性もあり、様々な不整脈を認めることもあります。

心エコー検査：心不全の診断においては、心エコー検査はとても重要になります。心エコー検査では、器質的心疾患の有無、心房・心室の拡大や肥厚、壁運動の低下の有無を観察することができます。収縮不全では駆出率の低下を認めますが、拡張不全では駆出率が保たれていることも多いです。

心臓カテーテル検査：心臓カテーテル検査では、冠動脈造影、左室造影、心筋生検、心内圧測定を行うことができます。心内圧測定では、右房圧（RAP）、右室圧（RVP）、肺動脈圧（PAP）、肺動脈楔入圧（PCWP）、心係数（CI）を測定できます（次ページの表）。

▼心内圧測定項目と正常値

部位	正常値	備考
右房圧（RAP）	0～8mmHg	中心静脈圧を反映する。 右室前負荷を示すため、循環血液量の指標である。
右室圧（RVP）	収縮期圧：17～35mmHg 拡張期圧：1～7mmHg	右室圧を反映する。
肺動脈圧（PAP）	収縮期圧：17～35mmHg 拡張期圧：4～13mmHg	肺血管抵抗を反映するため、右室後負荷を示す。
肺動脈楔入圧 （PCWP）	5～13mmHg	左房圧を反映する。 左室前負荷を示すため、うっ血の指標である。
心係数（CI）	2.5～4.5L/min/m²	心臓のポンプ機能の指標である。

●治療

薬物療法：心不全と診断されたら、ジギタリスなどの強心薬と同時に、フロセミドなどの利尿薬を用いて利尿を促し、心拍出量が低下しない範囲でうっ血を除く治療が必要になります。「急性慢性心不全診療ガイドライン」（2017年改訂版）では、NYHA分類、AHA/ACCステージ分類から投与を検討する薬剤が記載されています。

酸素療法：酸素消費量を最小限にするための安静療法と、低酸素血症改善のための酸素吸入療法を行います。呼吸状態に応じて、経鼻カニューレやマスクではなく、非侵襲的陽圧換気（NPPV）や人工呼吸器を用いる場面もあります。

外科的治療：薬物療法での治療効果が得られないような重症心不全では、胸部下行大動脈にバルーンを留置し、心臓の動きに合わせてバルーンを拡張・収縮させて心臓の働きを助ける大動脈内バルーンパンピング（IABP）や、人工のポンプで心臓から直接血液を吸引し、ポンプの力で血液を大動脈に送り出す補助人工心臓手術、心臓移植手術が行われることもあります。

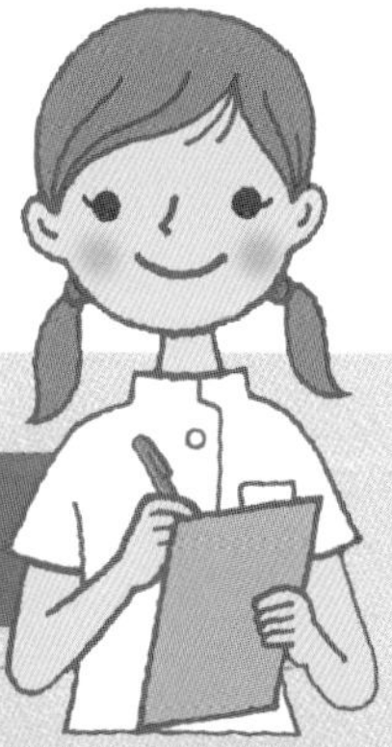

Nurse Note

肺毛細血管圧と肺動脈楔入圧（wedge pressure）

左房や肺静脈の圧は正常では4～12mmHgですが、左心不全ではこの圧が上昇します。しかし、この圧を測定することは容易ではなく、患者さんに大きな侵襲が加わることになります。そのため、これらの圧を最も反映する肺動脈楔入圧を心臓カテーテル検査によって計測します。肺動脈楔入圧の基準値は5～13mmHgです。18mmHgを超えると肺うっ血、20mmHgを超えると肺間質性浮腫、25～30mmHgを超えると肺水腫につながります。

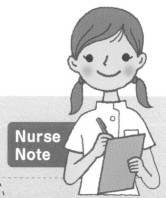

●ドクターのアドバイス：NYHA分類

心不全の重症度判定には、日本ではNYHA（New York Heart Association functional classification）による心機能分類が広く用いられています。これは身体労作により生じる自覚症状に基づいて判定するものです。判断指標にある疲労などには、特別な評価基準はないので、患者の表情や態度から、症状の強さや信憑性を検討する必要があります。また、Ⅱ度の範囲が広すぎるとの指摘もあり、近年ではⅡ$_S$（slight limitation of physical activity）とⅡ$_M$（moderate limitation of physical activity）に細分化することが提案されています。

▼NYHA分類

Ⅰ度	心疾患はあるが身体活動に制限はない。日常的な身体活動では著しい疲労、動悸、呼吸困難、あるいは狭心痛を生じない。
Ⅱ度	軽度の身体活動の制限がある。安静時には無症状。日常的な身体活動で疲労、動悸、呼吸困難あるいは狭心痛を生じる。
Ⅲ度	高度な身体活動の制限がある。安静時には無症状。日常的な身体活動以下の労作で疲労、動悸、呼吸困難あるいは狭心痛を生じる。
Ⅳ度	心疾患のため、いかなる身体活動も制限される。心不全症状や狭心痛が安静時にも存在する。わずかな労作でこれらの症状は増悪する。
（付）	Ⅱ$_S$度：身体活動に軽度制限のある場合 Ⅱ$_M$度：身体活動に中等度制限のある場合

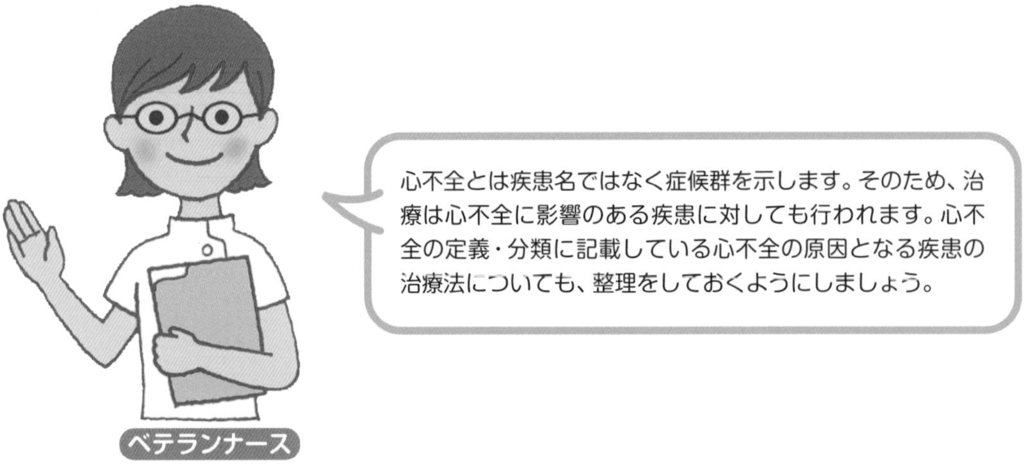
心不全とは疾患名ではなく症候群を示します。そのため、治療は心不全に影響のある疾患に対しても行われます。心不全の定義・分類に記載している心不全の原因となる疾患の治療法についても、整理をしておくようにしましょう。
ベテランナース

慢性心不全患者の看護過程

●患者紹介

Bさんの基本情報（男性、72歳、現在無職）

診　断：慢性心不全の急性増悪

既往歴：50歳で高血圧症の診断を受ける。65歳にて心房細動の診断を受け、ワーファリンの導入を開始した。68歳で下肢の浮腫が出現し、近医の循環器クリニックに受診。慢性心不全の診断を受け、利尿剤の内服を開始した。

入院の目的：慢性心不全の急性増悪症状の改善および治療

家族構成：妻（70歳）との二人暮らし。長男は結婚後、妻とともに近隣で暮らしている。次男は結婚後、転勤のため遠方で暮らしている。

性　格：明るく朗らかだが、無理をしがちである。疾患についての知識・理解がない。

趣　味：畑仕事、漬物作り

【入院前の生活・様子】

勤めていた職場を退職したあとは、自宅での畑仕事を行い、収穫した野菜で漬物を作ることを楽しみとしていた。屋内ではテレビを見て過ごすことが多かった。

【入院までの経過】

68歳で慢性心不全の診断を受けて以降、近医の循環器クリニックに通院していた。クリニックにおいて、疾患（慢性心不全）、塩分制限や服薬管理の必要性について指導を受けていたが、Bさんは「病気の細かいことはわからないからさ。妻に伝えておいてよ」との発言があり、心不全指導の多くは妻が受けていた。

趣味である畑仕事で身体を動かしている間に呼吸困難を自覚するようになった。安静時には起座呼吸をしていた。無理をしがちな性格もあり、このような症状が出現していたが定期受診をしてから近医のクリニックに受診することはなかった。

4月2日夜間に、安静時においても呼吸困難を感じるようになり、救急要請。慢性心不全の急性増悪と診断され緊急入院となった。

【入院後の経過】

入院当日、酸素吸入（マスク5L）開始。左上肢に点滴挿入後、フロセミドiv開始、カリペプチド持続投与開始し、膀胱留置カテーテルを挿入。心電図、SpO_2モニターの装着。ベッド上安静となった。身長163cm、体重62kg

【現在（4月7日：入院5日目）の状態】

安静時の呼吸困難は認めないため、酸素吸入や持続点滴による薬物療法は本日で終了の予定となった。膀胱留置カテーテルも本日抜去され、安静度はトイレ歩行まで可能となっている。トイレへの移動時には呼吸困難を認める発言があるものの、看護師が声をかけるまで歩みを止める様子はみられない。

慢性心不全患者の看護過程

●情報収集とアセスメント

慢性心不全では、心臓にどのような障害が起きているのか理解し、その障害によって左心系（肺循環）、右心系（体循環）のどちらに（もしくは両方に）影響を及ぼしているのかを理解することで、ヘンダーソンの14項目に必要な情報の抽出とアセスメントが行いやすくなります。

心疾患は、日常生活を送るうえで必要な動作に重大な影響を及ぼします。そのため、アセスメントの視点としては、まずは常在条件・病理的状態によりBさんに起こりえる状態を整理してから、ヘンダーソンの14項目の枠組みに沿ってアセスメントします。アセスメントでは、得た情報の解釈（正常か、異常か）、その原因・誘因を分析し、今後の予測を行います。これにより、患者のニーズの充足・未充足を判断し、看護問題の明確化へとつなげていきます。

●アセスメントの視点

1. 常在条件

年齢、性別、疾患や病態以外の身体的・心理的・社会的状態（本人・家族の疾患の受け止め、生活に対する不安、心臓リハビリテーションに向けた本人・家族の目標、健康管理行動、経済的負担、家族への支援など）。

年代：老年期であり、身体的・精神的に環境の変化に対する適応能力が低下するため、治療による長期臥床などを原因としてせん妄となるリスクがあります。入院の環境に適応するためにも、家族のサポートが必要となります。

身体・心理的状態：慢性心不全では、常に症状の増悪のリスクがあるため、患者の身体・精神状態の把握と支援が必要となります。

セルフケア能力：慢性心不全は、退院後も長期的に治療を行う必要があります。慢性心不全の増悪を防ぐためには、セルフケア能力を向上するために教育的関わりが重要になります。

社会的状態：継続的な治療や心臓リハビリテーションのための経済的・環境的負担、社会的役割の変化にも考慮する必要があります。

2. 病理的状態

バイタルサイン：呼吸状態・循環動態をアセスメントするために、血圧、脈拍（不整脈・頻脈・徐脈）、SpO_2、呼吸回数の変動を中心に観察します。

肺うっ血・肺水腫：左心系をアセスメントするために、呼吸困難、息切れ、SpO_2、呼吸回数、起座呼吸の有無、咳嗽、痰の量・性状、呼吸音の性状、皮膚所見（冷汗、チアノーゼ）、胸部X線、酸素を投与している場合には酸素流量の視点がアセスメントの視点となります。

乏尿：左心系や薬剤の効果をアセスメントするために、尿量、血圧、飲水量を観察します。

浮腫：右心系をアセスメントするために、尿量、利尿薬の反応、浮腫の部位・程度、体重増加の有無、食事摂取量、食事のバランス、倦怠感、頸静脈怒張を観察します。

肝腫大：血液検査（電解質、BUN、Cr、AST、ALT）により腎・肝機能の状態を観察します。

3. 合併症

肺炎、尿路感染症、褥瘡、血栓性静脈炎・深部静脈血栓症。

▼ヘンダーソンの枠組みによる包括的アセスメント

ヘンダーソンの枠組み（基本的欲求）	アセスメントに必要な主観的情報（S）客観的情報（O）	アセスメント（情報の解釈・分析）①情報解釈（正常・異常）、②情報分析（原因・誘因）、③今後の予測（リスク）
病態・治療情報	診断：慢性心不全、心房細動 既往歴：50歳で高血圧症の診断を受ける。65歳で心房細動の診断を受け、ワーファリンの導入を開始した。68歳で下肢の浮腫が出現し、近医の循環器クリニックに受診。慢性心不全の診断を受け、利尿剤の内服を開始した。 趣味である畑仕事で身体を動かしている間に呼吸困難を自覚するようになった。安静時には起座呼吸をしていた。無理をしがちな性格もあり、症状が出現していたが定期受診をしてから近医のクリニックに受診することはなかった。 入院までの経過：4月2日夜間に、安静時においても呼吸困難を感じるようになり、救急要請。慢性心不全の急性増悪と診断され緊急入院となった。 治療：入院当日から酸素吸入（マスク5L）開始。左上肢に点滴挿入後、フロセミドiv開始、カリペプチド持続投与開始し、膀胱留置カテーテルを挿入。心電図、SpO_2モニターの装着。ベッド上安静となった。	慢性心不全は、高血圧や心房細動等の疾患に起因する慢性的な心筋障害により、徐々に心臓へ負担がかかり、全身の必要とする酸素量を満たす血液量が拍出できなくなった状態を示す。呼吸困難や浮腫等の症状が出現していることから、身体の代償機構が長時間持続したあと破綻しており、異常を示している。 Bさんは、高血圧と心房細動を診断されていること、心不全の症状が出現しても受診せず労作を継続していたことから、心臓への負担は大きかったものと考えられる。 呼吸困難の症状を認めることから、心臓の負担が増加し、左心室から全身への心拍出量が低下した結果、左房圧が増大し、肺におけるガス交換が障害されている可能性がある。また、浮腫も出現していることから、右心室から肺への拍出量が低下した結果、右房圧が上昇して体循環系の静脈のうっ血が生じている可能性がある。以上から、両心不全を引き起こしていると考えられる。 現状が継続した場合には、さらに心臓への負担が増大し、心原性ショックを引き起こし、血圧の低下、意識レベルの低下を示し、生命の危機に至る危険性がある。また、安静時にも起座呼吸となっていたことから、臥床時に血液が心臓に戻りやすくなった際に、心不全の心臓ではその血液量に対応することができず、肺に血液が停滞して呼吸困難が生じると考えられる。心臓への負担を考慮しながら、日常生活行動を拡大する必要があると考えられる。

ヘンダーソンの枠組み(基本的欲求)	アセスメントに必要な主観的情報(S)客観的情報(O)	アセスメント(情報の解釈・分析)①情報解釈(正常・異常)、②情報分析(原因・誘因)、③今後の予測(リスク)
1.正常に呼吸する(循環含む)	S:「息苦しさはよくなったよ」 O:意識レベルJCS 0、瞳孔不同なし 呼吸数18回/分・リズム整・浅すぎず深すぎず、労作時呼吸困難あり、呼吸音は胸部全体で湿性ラ音・左右差なし SpO_2安静時97%、労作時は93~95%まで低下、起座呼吸あり 血圧:102/72mmHg、脈拍数88回/分、不整、強さ2+、左右差なし。眩暈なし 心電図:心房細動、一過性 心胸郭比:60%、血管陰影あり 心エコー検査:心室拡大を認める 体重59kg(入院時は62kg) 体温36.6℃、熱感・悪寒はなし 血液検査データ:BNP422pg/dL	**【呼吸・循環】** 呼吸状態(回数・リズム・深さ・型)や安静時の酸素飽和度は正常範囲内、体重も減少しており、入院時と比較すると改善傾向である。しかし、**起座呼吸がみられること、労作時に呼吸困難、酸素飽和度93~95%まで低下すること、左右の胸部全体で湿性ラ音を聴取すること、BNPも基準値範囲外であり、日常生活行動が可能な程度までは心臓の機能は回復していないと考えられる。酸素消費量が増大すると酸素の需要と供給のバランスが崩れてしまうため、循環動態が不安定な状態である。** **酸素の需要と供給のアンバランスが継続すると、心負荷が増大し心不全症状が増悪するリスクがある。** **【意識】** 意識レベル、瞳孔所見に関して異常のあるデータはないため、心拍出量の低下によって脳に問題が生じていないことがわかる。意識障害は起きていないと考えられる。
2.適切に飲食する	S:「野菜を作っているから、ご飯残されると悲しいんだよ。だからご飯は残さないと決めているんだ」 「病院の食事は味が薄いけど、美味しくいただいているよ」 O:身長・体重: 163cm、59kg、BMI21.9 食事摂取量: 全量摂取(心不全食1800kcal塩分6g) 自力で端座位をとり、食事摂取可能 飲水制限:600mL/日 飲水量:400~500mL 皮膚乾燥なし 血液検査データ:TP6.4g/dL、Alb4.0g/dL、RBC480×10^4μL、Hb13.8g/dL、Ht42.2%、PLT11×10^4μL、AST30U/L、ALT18IU/L、BS108mg、TG102mg/dL、HDL45mg/dL、LDL130mg/dL	**【栄養】** 右心不全より、体循環系の静脈のうっ血を認め、肝腫大を生じ、食欲不振や肝機能の低下を認めることがあるが、Bさんはデータ上異常を認めない。しかし、**TP、Albの値が基準値よりもやや低下しており、体循環系の静脈のうっ血から静脈とリンパ管の圧が上昇し、腸管リンパ管からタンパク質が漏出し、低タンパク血症を示していると考えられる。この状態が継続すると、消化器症状や栄養状態が増悪する可能性がある。** **【塩分制限・水分制限】** 塩分や水分の過剰摂取は、体内の水分貯留を促し、循環血液量の増大につながり、心負荷が増大する。現在Bさんは塩分制限・水分制限を実施しているが、**自宅で収穫した野菜を漬物にして食べることを楽しみにしていたことから、塩分に関しても心不全が急性増悪した原因と考えられる。** **退院後に塩分の過剰摂取を継続すると、再度心不全が急性増悪する可能性がある。**

ヘンダーソンの枠組み（基本的欲求）	アセスメントに必要な主観的情報（S）客観的情報（O）	アセスメント（情報の解釈・分析）①情報解釈（正常・異常）、②情報分析（原因・誘因）、③今後の予測（リスク）
3. あらゆる排泄経路から排泄する	S：「薬を飲んでいるから、何度もトイレに行きたくなるんだよ」 O：排泄方法：室内トイレ 尿量：1800mL 血液検査データ：BUN13mg/dL、Cr0.8 mg/dL、Na142mEq/L、K3.4mEq/L、Cl101mEq/L、Ca8.9mg/dL 尿糖（−）、尿蛋白（±）、尿比重1.011 排便回数：2日に1回、硬便 体重59kg（入院時より−3.0kg）	**【排尿、In/Outバランス】** 利尿薬を使用していることを踏まえると、尿量、排尿回数、尿の性状は正常範囲内である。また体重も減少傾向であり、体循環系の静脈のうっ血も改善傾向と考えられる。電解質も正常範囲内であり、異常はないと考えられる。 **【排便】** 排便時の怒責は交感神経を刺激し、血圧が上昇する。その結果、心負荷が増大する。排便は2日に1回認められているが、硬便であり、治療として水分制限をしていることを踏まえると、今後さらに硬縮する可能性がある。
4. 身体の位置を動かし、またよい姿勢を保持する	S：「動くと少し苦しいけどね、入院前に比べたらましだよ」 「畑で野菜をとってると、息苦しさも忘れて没頭してたな」 O：安静度：室内トイレ歩行可能 安静時：呼吸困難なし 室内トイレ歩行時に呼吸困難感を認めるが、看護師が声をかけるまで歩行を続ける。移動時の呼吸回数28回/分、脈拍数100回/分、$SpO_2$91%、心室性期外収縮（PVC）単発を認める。	**【移動、体位の保持】** Bさんは安静時の呼吸困難は認めず改善傾向であるが、労作時には呼吸困難・経皮的酸素飽和度の低下を認める。日常生活行動の労作に対し、心機能が回復していないと考えられる。 また、**呼吸困難感が出現しても、看護師が声掛けするまで歩行を続けてしまう。Bさんは入院前に呼吸困難感が生じている中で畑作業を続けていたこともあり、労作により心負荷が増大することで心不全の急性増悪につながることを理解していない可能性が考えられる。** **この状態が継続すると、心不全症状があるにもかかわらず日常生活行動を拡大し、心不全が再度増悪するリスクがある。**

ヘンダーソンの枠組み（基本的欲求）	アセスメントに必要な主観的情報（S）客観的情報（O）	アセスメント（情報の解釈・分析）①情報解釈（正常・異常）、②情報分析（原因・誘因）、③今後の予測（リスク）
5.睡眠と休息をとる	S：「夜はよく寝られているよ。頭を少し高くしていれば苦しくないから」 「6時間以上は寝られているよ」 「トイレ行きたくなったときだけ起きているよ」 O：夜間訪室時、入眠している。 排尿時にはナースコールあり。	【睡眠時間、睡眠に対する満足感】 睡眠時間は6時間以上確保できている。利尿薬内服中により、夜間中途覚醒を引き起こしているが、睡眠に対する満足感について異常は認めないと考えられる。
6.適切な衣服を選び着脱する	S：「スリッパが履きやすくて気に入っているよ。靴は履くのが億劫（おっくう）でね」 O：衣服の着脱可能。着脱時に心不全症状は認めない。 妻が面会時に衣服を洗濯している。 スリッパを履物として使用している。	【衣服の着脱・種類】 衣服の着脱時の労作では心不全症状は認めず、自身で実施可能である。妻が面会時に新しい衣服と交換しており、衣服の清潔も保てている。履物に関してはB**さんの好みによりスリッパを使用しているが、日常生活行動を拡大する中で足元が不安定となるスリッパは、転倒のリスクが高いと考えられる。**
7.衣類の調節と環境の調節により体温を生理的範囲内に維持する	S：「動きやすいし、ちょうどいいよ」 「暑くも寒くもないよ」 O：体温：36.6℃、悪寒なし、四肢の冷感なし。 妻が用意した寝衣（薄手・長袖）を着用している。	【衣服による体温調整】 衣服は、妻が持参している寝衣を着用しており、本人から体温に関する訴えはみられない。体温や触診による冷感等も認めない。異常は認めないと考えられる。
8.清潔を保持する	S：「立ちながら拭くと少し息苦しい」 「身体は拭いてもらっているとき寒いんだよな」 O：ベッドサイドでの清潔ケア実施している（清拭一部介助にて1回/2日、洗髪全介助にて1回/3日）。 ベッド上での清拭や洗髪では呼吸困難などの心不全症状なし。 立位を促し清拭を実施した際には、呼吸困難感が出現。呼吸回数22回/分まで増加、酸素飽和度94%まで低下。	【皮膚の清潔】 ベッド上での清拭や洗髪では呼吸困難感を認めないが、立位での清拭を行うと呼吸困難感が出現する。立位での清拭が可能な程度までは心臓の機能は回復していないと考えられる。 **立位での清拭を継続すると、酸素消費量が増大し酸素の需要と供給のバランスが崩れてしまうため、循環動態が不安定な状態につながる。** 【清潔への満足感】 **清拭や洗髪への受け入れや協力は良好であるが、清拭の際に寒さを感じている発言がある。** **この状態が継続すると、清潔への意欲が低下してしまう可能性がある。**

ヘンダーソンの枠組み（基本的欲求）	アセスメントに必要な主観的情報（S）客観的情報（O）	アセスメント（情報の解釈・分析）①情報解釈（正常・異常）、②情報分析（原因・誘因）、③今後の予測（リスク）
9.環境の様々な危険因子を避け、また他人を傷害しないようにする	S：「管は少なくなったけど、このコード（心電図モニター）はまだ外せないの？　動くとき邪魔なんだよな」 「自分で整理しておかないと、どこに何があるかわからなくなるから」 O：経鼻カニューレ、モニター心電図、SpO_2モニター装着中。 オーバーベッドテーブルや床頭台の整理を自身で行っている。	**【安全安楽な環境】** オーバーベッドテーブルや床頭台を自身で整理しており、散乱していることはなく、身の回りの整理整頓ができている。 また、循環動態や呼吸状態をモニタリングするため装着物が多く、Bさんの発言から活動時に障害となっていることが考えられる。しかし、**Bさんの病状を踏まえると現在モニターを外すことは困難である。** **モニターを装着が継続することで、Bさんの活動に対する意欲が低下する可能性や、活動時にモニター類が原因で転倒・転落を引き起こす可能性がある。**
10.コミュニケーション	S：「話していて苦しいことはないよ」 O：JCS0 会話の受け答えはスムーズであり、呼吸状態の変動なし。 聴力、視力問題なし。 妻の面会時に会話している様子あり。	**【コミュニケーションに伴う負荷】** 意識障害は認めず、コミュニケーションもスムーズに行えており、妻の面会時に会話をしている様子もみられる。本人の発言や会話中の呼吸状態から、コミュニケーションに伴う呼吸困難はなく、異常はないと考えられる。
11.信仰・宗教	S：「野菜を作っているから、ご飯残されると悲しいんだよ。だからご飯は残さないと決めているんだ」 O：特定の信仰はなし。	**【考え方】** 自家菜園を行っていることから、食材に対して感謝の念を抱いており、食事摂取状況は良好である。しかし、**自宅においては漬物作りが趣味であり、塩分の過剰摂取のリスクもある。** **塩分の過剰摂取を継続すると、心不全の急性増悪の可能性がある。**
12. 達成感をもたらす生産的活動	S：「仕事辞めてからは、畑仕事してとれた野菜を漬物にするのが楽しみなんだよ。市販の漬物より美味しいからね」 「退院後も畑仕事を続けられるのかね」 O：65歳まで建築業に従事していた。 妻と二人暮らし。長男は結婚後、妻とともに近隣で暮らしている。次男は結婚後、転勤のため遠方で暮らしている。適度な頻度で交流あり。	**【役割】** 定年退職してからは、自家菜園と漬物作りを趣味としている。長男・次男家族とは交流がある。 **これらの役割を継続するためには、心不全の症状をコントロールする必要があり、不安を解消したうえでセルフケア能力と家族のサポートが重要となる。**

ヘンダーソンの枠組み（基本的欲求）	アセスメントに必要な主観的情報（S）客観的情報（O）	アセスメント（情報の解釈・分析）①情報解釈（正常・異常）、②情報分析（原因・誘因）、③今後の予測（リスク）
13.レクリエーション	S：「テレビも好きだけど、畑仕事とか身体動かす方が楽しいな」 O：入院するまでは、自家菜園と漬物作りが趣味であった。	**【趣味】** 自家菜園と漬物作りを趣味としており、妻と漬物を食べることを楽しみとしている。しかし、**呼吸困難を生じても畑作業を続けていたことから、労作により心負荷が増大することで心不全の急性増悪につながることを理解していない可能性が考えられる。また、漬物を食べることで塩分の過剰摂取となる可能性もある。**
14.正常な発達、健康を導く学習活動	S：「病気の細かいことは小難しくてよくわからないからさ、妻に伝えておいてよ」 O：症状が出現していたが定期受診をしてから近医のクリニックに受診することはなかった。	**【疾患に対する理解、コンプライアンス】** 入院中の塩分制限や水分制限、活動制限を遵守し、心臓リハビリテーションにも積極的である。しかし、心不全に関する知識について学習する意欲が低く、症状が出現しても訴えないことがある。 **本人の発言より、心不全についての知識が足りないこと、理解が難しいと捉えていることが原因であると考えられる。** **心不全についての理解が低い状態で退院した場合、塩分の過剰摂取や過活動から再度心不全の急性増悪を引き起こす可能性がある。**

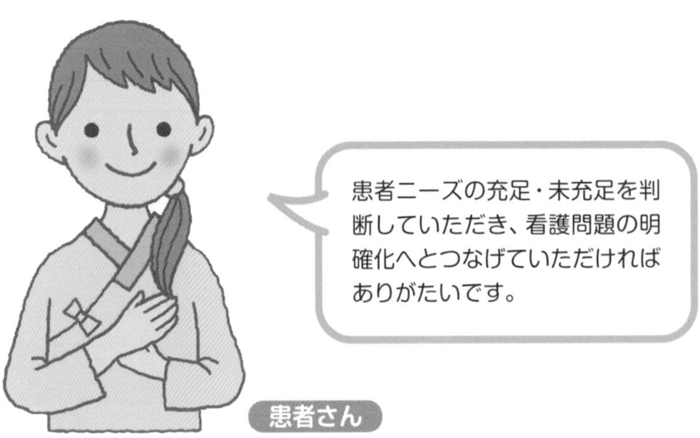
患者ニーズの充足・未充足を判断していただき、看護問題の明確化へとつなげていただければありがたいです。
患者さん

慢性心不全の全体関連図

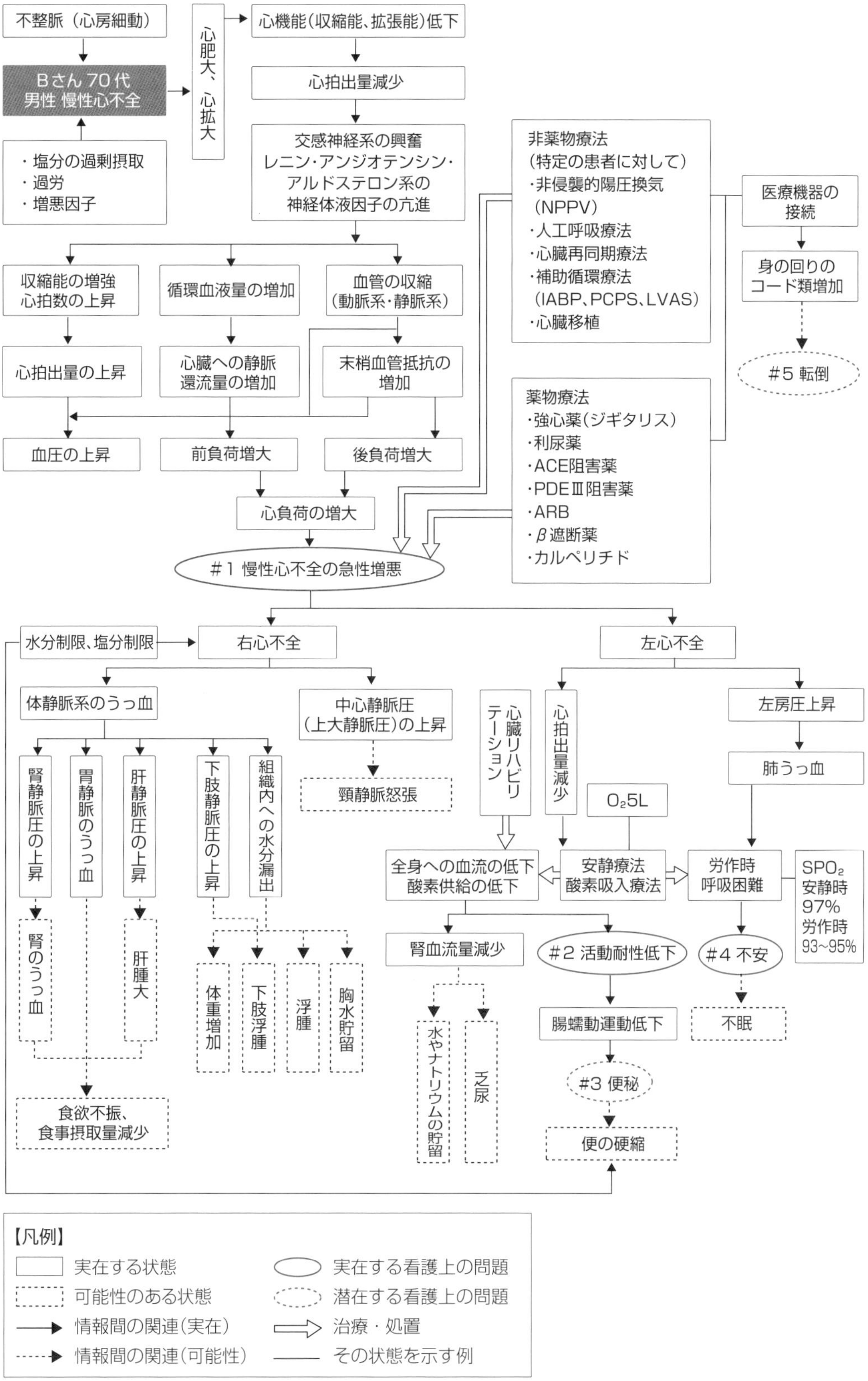

●看護問題

ヘンダーソンの14項目の枠組みで情報の解釈・分析を行い、原因・誘因の関連性も考えながら「ニーズの未充足」部分を整理・分類し、看護援助が必要な「看護問題」を抽出します。このchapterではNANDA-1看護診断2018-2020を参照し、原因・誘因ともに問題名を挙げます。

▼看護問題

領域	問題名
活動/休息	#日常生活行動拡大に伴う心不全症状の増悪のリスク（心臓組織循環減少リスク状態）
活動/休息	#心拍出量減少とガス交換障害に伴う活動耐性低下
排泄と交換	#水分摂取制限・活動制限に伴う便秘リスク状態
コーピング/ストレス耐性	#心不全症状に伴った余暇活動実施に関する不安
安全/防御	#医療機器装着に伴う転倒リスク状態

●看護計画・実施・評価

看護問題で挙げられた5つの問題のうち、今回は最も優先順位の高い看護問題である「#日常生活行動拡大に伴う心不全症状の増悪のリスク」について看護問題・計画を立案し、実施・評価を行います。短期目標が達成されれば終了ですが、未達成の場合、再アセスメントにより必要な計画を追加・修正します。

▼看護計画・実施・評価

看護問題	#日常生活行動拡大に伴う心不全症状の増悪のリスク
長期目標	心不全の増悪を起こすことなく、セルフケア能力を高め、早期に退院できる。
短期目標	①両心不全の症状（労作時の呼吸困難感、浮腫、乏尿、倦怠感）の増悪がなく過ごすことができる（1日3回）。 ②労作時呼吸困難感の出現時、看護師に伝えることができる（1日1回）。 ③循環動態・呼吸状態に適した日常生活行動をとることができる（1日1回）。
OP	1）活動前後のバイタルサイン：血圧、脈拍（不整脈・頻脈・徐脈）、SpO_2、呼吸回数 2）随伴症状：呼吸困難、起座呼吸、浮腫、咳嗽、喀痰、胸部不快感、胸痛、動悸、倦怠感、チアノーゼ、冷感、乏尿 3）In/Outバランス：経口水分量、輸液量、尿量 4）排泄：尿・排便の回数、性状 5）体重の増減 6）治療薬と服薬状況 7）心不全についての理解度 8）日常生活行動に対する意欲、不快感、恐怖の有無 9）睡眠：入眠時間、起床時間、熟眠感 10）酸素療法の使用状況：種類・流量 11）検査データ：RBC、Ht、Hb、電解質、腎機能（Cr、BUN）、肝機能、TP、Alb、血糖値、胸部レントゲン 12）食事摂取状況（食事・飲水摂取量、制限の程度、制限が守られているか） 13）安静度（指示されている安静度、安静度が守られているか） 14）家族のサポート状況 15）ソーシャルサポートの活用状況

TP	1) 異常の早期発見に努め、身体的な負担がかからないように援助する。 2) 肺うっ血・肺水腫に対する治療が安全・効果的に行われるよう援助する。 3) 日常生活行動に伴う、バイタルサイン、呼吸・循環動態、自覚症状の変化を日々アセスメントし、段階的に拡大する。 4) 活動意欲向上、活動時の安全のため、環境調整を行う。 5) 排便コントロール：便秘を防ぐため、制限内の飲水と活動を促す。 6) 心臓リハビリテーションの実施。 7) 疾患についての理解・受け止め・気持ちの変化をコミュニケーションの中で把握する。 8) 心不全の増悪時に対応ができるよう救急カートなどの準備をしておく。 9) 患者や家族のニーズや暮らしに応じてソーシャルサポートを紹介し、調整する。
EP	1) 活動耐性が低下していることや、その要因について正しく認識できるよう説明する。 2) 許容範囲内の活動を継続していくことの重要性が理解できるように説明する。 3) 心不全の治療において栄養バランスの重要性が理解できるように説明する。 4) 症状出現時には無理をせず、休息をとることの必要性を説明する。 5) 活動時に、症状が普段と異なる場合には看護師に伝えるように説明する。 6) 排便時に怒責しないことの重要性について説明する。 7) 水分摂取量を記録するよう説明する。 8) 家族に、心不全の治療として塩分・水分・活動制限が行われていることを理解できるように説明する。
実施・評価	トイレ移動前後において倦怠感、呼吸困難感は生じておらず、酸素飽和度97%、呼吸回数18回/分と呼吸状態は安定している。浮腫はアセスメントスケールにおいて＋1と前日と比較すると軽減している。尿量は1700mL/日と変動なく、排出できている。 しかし、現在はトイレ歩行まで可の指示である。今後、日常生活行動が拡大することを踏まえると、心不全の症状が出現する可能性は高いため、今後も継続して確認していく必要がある。①〜③とも未達成として継続する。

参考文献

井上智子・稲瀬直彦編：緊急度・重症度からみた症状別看護過程＋病態関連図 第2版、医学書院、2014
井上智子・窪田哲朗編：病期・病態・重症度からみた疾患別看護過程＋病態関連図 第3版、医学書院、2016
阿部俊子監修・山本則子編：エビデンスに基づく疾患別看護ケア関連図 改訂版、中央法規出版、2014
横山美樹：はじめてのフィジカルアセスメント 第2版、メヂカルフレンド社、2019
新東京病院看護部編：本当に大切なことが1冊でわかる循環器 第2版、照林社、2020
黒田裕子編：事例展開でわかる看護診断をアセスメント、医歯薬出版、2011
日本循環器学会：急性・慢性心不全診療ガイドライン（2017年改訂版）

MEMO

chapter 4

消化器疾患

消化器疾患のうち大腸がん、肝硬変の2疾患を例に
看護過程の展開を理解しましょう。

大腸がん

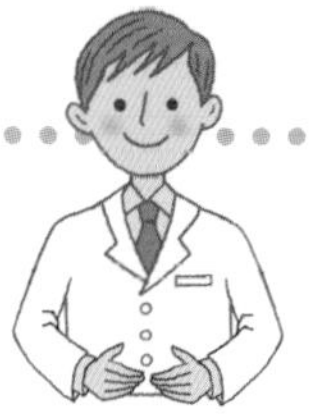

結腸がんと直腸がんを合わせた大腸がんは、国内におけるがんの部位別罹患者数が最も多いがんです。

大腸の解剖生理

大腸は内腔5～7cm、長さ約1.5～1.8mの管状臓器で、盲腸、結腸（上行、横行、下行、S状）、直腸の3つに分かれます。直腸の長さは約20cmです。

小腸で食物の栄養が吸収されたあと、大腸に残渣と水分が輸送されます。大腸では水分が吸収されるとともに、残渣と腸内細菌、はがれた腸粘膜から便が形成され、S状結腸で一定量が貯留すると直腸に移動します。直腸内圧が上昇すると、その刺激が骨盤神経を介して仙髄に伝わり、脊髄反射によって内肛門括約筋（平滑筋）が弛緩します。

一方で仙髄に伝わった刺激は脊髄を経由して脳に伝わり便意を催します。便意を感じてもトイレに行くまでは大脳皮質からの司令で外肛門括約筋を収縮させます。外肛門括約筋は骨格筋であるため随意的に収縮させることができますので、内肛門括約筋が弛緩していても便失禁しません。大腸や脳脊髄疾患でこれらのメカニズムが損なわれたり、大腸や直腸を外科的に切除することでこれらの機能が失われ、症状として現れることになります。

大腸壁は内側から粘膜、粘膜下層、固有筋層、漿膜下層、漿膜の5層で形成されます。あとでも触れますが、大腸がんの進行度はがんの大きさではなく、粘膜の下にどれだけ深く食い込んでいるかで判断されるため、この5層構造をイメージしておきましょう。

男性では直腸の前に膀胱・前立腺・精嚢、女性では子宮・膣があり、このあとで説明する大腸がんの代表的な浸潤臓器になります。

大腸がんの病態生理、主な症状、検査所見と治療法

●病態生理

結腸がんと直腸がんを合わせた大腸がんは、2017年のがんの部位罹患者数で1位、2018年のがん部位別死亡数では、肺がんに次いで2位となっています。ただ、5年相対生存率（がんと診断された人のうち5年後に生存している人の割合が、日本人全体で5年後に生存している人の割合に比べてどのくらい低いか。100%に近いほど治療で生命を救えることを示す）は71.7%と、消化器系のがんの中では比較的高くなっています[1)]。

大腸の中でも、便の滞留時間が長いS状結腸から直腸にがんが発生しやすいとされています。解剖生理で触れたように、S状結腸、直腸には膀胱、前立腺、精嚢、子宮、膣が近接していて、これらの臓器には、S状結腸、直腸にできたがんが浸潤しやすいです。また上行、横行、下行結腸がんは上腸間膜・下腸間膜静脈から門脈を経由して肝臓に血行性転移しやすく、S状結腸がん、直腸がんは内腸骨静脈から下大静脈を経由して肺に血行性転移しやすいです。病期は、深達度と転移の有無によって決まり、下表の5段階に分けられます。

▼大腸がんの進行度分類

ステージ0	がんが粘膜内に留まる。
ステージⅠ	がんが固有筋層に留まる。
ステージⅡ	がんが固有筋層の外まで浸潤している。
ステージⅢ	リンパ節転移がある。
ステージⅣ	遠隔転移（肝転移、肺転移）または腹膜播種がある。

●主な症状、臨床所見

大腸がんは初期には自覚症状がほとんどなく、症状が出たときにはすでに進行し、肝臓や肺など他臓器に転移して発見されることがあります。がんの進展により大腸の機能が損なわれると下痢や便秘を繰り返し、がんからの出血があれば下血・血便がみられることがありますが、上行結腸では出血があっても水分が吸収されてしまうため、症状が現れにくいとされています。がんによる狭窄（きょうさく）があれば腹痛、腸閉塞が症状として現れますが、上行結腸、横行結腸では便は液状であるため、狭窄によって便が細くなるということはありません。

●主な検査結果・所見

便潜血検査：進行がんを見つけることができますが、早期がんの発見率は低いとされています。

注腸造影：肛門からバリウムを注入して造影します。がんの位置や大きさ、周囲臓器との位置関係を把握できます。

大腸内視鏡検査：肛門から内視鏡を挿入します。早期がんでも見つけることができます。

X線検査、CT、エコー：転移診断のために行います。

血液検査：CEA 、CA19-9の上昇を調べますが、これら腫瘍マーカーは、大腸がん以外のがんや、炎症などの非がん性疾患でも上昇するとされています。

●治療

早期がんでは内視鏡的切除術、腹腔鏡下手術、進行がんでは開腹術、化学療法、放射線療法がそれぞれ単独または併用されます。直腸がんの切除術では、一般的にがんが肛門（歯状線）から5cm離れていれば肛門を温存できるといわれていますが、5cm未満の場合、直腸に加え肛門括約筋を切除して人工肛門を造設する必要があります。それぞれの適用や詳細については専門書に譲ります。

1）国立研究開発法人国立がん研究センターがん情報サービス（2020）：最新がん統計 https://ganjoho.jp/reg_stat/statistics/stat/summary.html（2020.4.25）、国立研究開発法人国立がん研究センターがん情報サービス（2020）：大腸がん（結腸がん・直腸がん）https://ganjoho.jp/public/cancer/colon/index.html（2020.4.25）

事例

　腹会陰式直腸切除術（APR*）術後10日目のDさん。

　Dさんは50才男性、企業の人事部長をしている。自覚症状はなかったが、会社の検診にて便潜血を指摘され、精査でステージⅡの直腸がんが判明した。主治医より、開腹術にて患部を切除するとともに、永久的な人工肛門の造設が必要と説明を受け、入院してAPR（下図）が施行された。

　術後経過に問題はなく、術後7日目に腹部創の抜糸と骨盤腔内に挿入されていたドレーンの抜去が行われた。ストーマと会陰創の抜糸は術後14日目以降に行われる予定である。術後6日目より流動食が開始され、それに伴いストーマからの排便がみられている。術前より「人工肛門って……。仕事どうすればいいんだろう」と戸惑いを見せており、術後もナースがストーマを観察したり、便を破棄する手技を目で追うことはあっても、手を出すそぶりは見せていない。妻（48歳）と息子（17歳）と同居中で、二人とも「人工肛門になったって、命が助かったんだからよかったじゃない。頑張って早くやり方を覚えよう！」と励ましている。

▼直腸がんに対するAPR

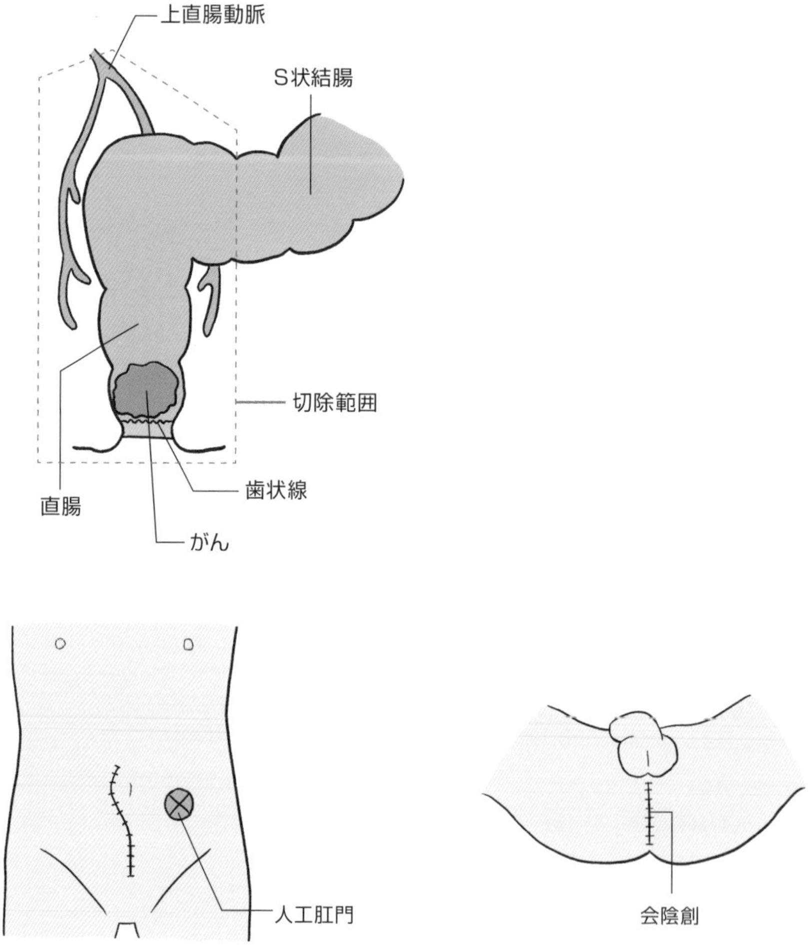

＊**APR**　Abdomino Perineal Resectionの略。

直腸がん切除術後Dさんの看護過程

●アセスメント

常在条件：50歳、男性、大学卒業後、現在の会社に入社

病理的状態：ステージⅡの直腸がん、APRと人工肛門造設術後10日目。既往歴・服用中の薬剤なし。喫煙8本/日×30年。

▼ヘンダーソンの枠組みによる包括的アセスメント

ヘンダーソンの枠組み（基本的欲求）	アセスメントに必要な主観的情報（S）、客観的情報（O）	情報の解釈・分析
1.正常に呼吸する（循環含む）	**主観的情報** （歩行後）「お腹の創が気になってまだ深く呼吸できない」 **客観的情報** 術後5日目まで鉄剤を点滴投与、7日目のHb13.0g/dL。呼吸数は安静時20回/分、歩行後は26回/分。SpO_2は安静時97～98%、歩行後は95%まで低下し、息切れあり。聴診では両下肺で呼吸音減弱と断続性副雑音あり。白色痰中等量、自己喀出可。喫煙8本/日×30年。 血圧120/72mmHg、脈拍80回/分・整のリズム。	検査データより貧血はなく、自覚症状もない。歩行後一時的にSPO_2が低下しており、聴診結果からも下肺のエア入りが弱い。腹部創が気になって深呼吸ができていないこと、後述するようにBMIが肥満傾向にあり、横隔膜運動が阻害され、**効率的な換気ができていない**と考えられる。換気が悪いと、組織に酸素が行き渡らず、創部の治癒が遅延する恐れがある。喫煙歴あり、排痰量は依然多い。しかし発熱はなく、痰の色からは呼吸器感染を起こしているとは考えにくい。痰の自己喀出ができていて、安静時のSpO_2は保てていることから、無気肺が起きている可能性は低く、歩行もできていることから深部静脈血栓の予防もできていると考えられる。 循環器疾患の既往はなく、血圧、脈拍データからは、循環の異常は現れていないと考える。
2.適切に飲食する	**主観的情報** 「普段と動いている量が圧倒的に違うから、そんなに食欲はないな」 **客観的情報** 術後7日目より流動食スタート。現在は半軟食を半量摂取。腹痛、嘔気、嘔吐、腹部膨満感なし。 術前170cm、76kg、術後7日目は72kg。TP6.6g/dL、Alb4.0g/dL。 Intakeは経口600mL/日＋補液1000mL/日＝1600mL/日。	検診時より便潜血が指摘され、手術時の出血、術後ドレーンからの血性排液もあったが、貧血の進行はない。TP、Albの値からも栄養状態はよいと考えられる。 術前BMIは26.3で1度の肥満、術後は24.9で標準と肥満の境にある状態である。退院後に肥満が進行した場合、ストーマ傍ヘルニアやストーマの陥没などの合併症を引き起こす恐れがある。 現在は半軟食半量摂取で腹部症状はないが、**今後食事形態の固形化が進むと、術後イレウスを起こす可能性がある。**

ヘンダーソンの枠組み(基本的欲求)	アセスメントに必要な主観的情報(S)、客観的情報(O)	情報の解釈・分析
3.あらゆる排泄経路から排泄する	**主観的情報** 「排尿回数は入院前と変わらないよ。残尿感はないね」「まだ怖くて人工肛門はじっくり見られないな」「人工肛門の管理って難しいのか？　人事部は会社の肝で忙しいんだ。仕事中に便の処理ができるのか」「臭ったり、便が漏れたらどうしよう」 **客観的情報** 導尿カテーテル抜去後、自尿300mL程度/回×6～7回/日。 術後7日目の流動食開始とともに茶色水様便が排泄され、半軟食の現在は泥状便100mL/日。腸蠕動音聴取可能。パウチ内にガス貯留あり。腹痛・嘔気・嘔吐・腹部膨満感なし。ストーマはピンク色で出血なし、大きさは縦4cm×横4cm×高さ1cmで前日より変化なし。便捨て・ストーマ装具交換の際は、窓の外を見ている。	導尿カテーテル抜去後に、尿意に基づく自尿が排泄できており、残尿感はなく、1回量も正常、1日の尿回数も術前と著変ないことから、術操作に伴う排尿障害は起きていないといえる。 ストーマの色は正常で、出血や大ささの変化もなく、ストーマ早期合併症である壊死、出血、陥没、脱落は起きていないと推測される。 流動食開始後、ストーマからの排便・排ガスがみられ、聴診の結果や腹部症状がないことからも腸蠕動は良好といえ、術後イレウス、ストーマ狭窄は起きていない。 Outputは排尿1800～2100mL/日＋排便100mL/日＋不感蒸泄 α ＝1900～2200mL/日＋ α。Intakeは1700mL/日であり、In/Outバランスはおおむねとれているといえる。ストーマは下行結腸以下の結腸で作成されているため、通常であれば便は固形化している。しかし、術後の消化管機能低下により便が水様に傾けば、In＜Outとなり脱水になるリスクがある。また、水様便はストーマ保護材の溶解を進め、便が漏れる可能性もある。便漏れは、人工肛門に対するイメージを悪化させ、人工肛門の受容を遅らせ、自己管理の意欲を削ぐことにつながる。 ストーマが直視できておらず、ナースによるケア中も、手技を覚えようという意欲はまだみられていない。術後経過がこのまま順調であれば早期退院も視野に入るため、早期にストーマの手技を覚え、自己管理に自信が持てなければ、**ストーマの自己管理が困難になり、退院への不安が生じる可能性**がある。だからといって無理に自己管理指導を進めると、**ストーマへの拒否感が強まる恐れ**がある。

ヘンダーソンの枠組み（基本的欲求）	アセスメントに必要な主観的情報（S）、客観的情報（O）	情報の解釈・分析
4.身体の位置を動かし、またよい姿勢を保持する	**主観的情報** 「お腹の創は抜糸したけど、まだひきつってる感じはするね」「おしりの創は、痛いというより違和感かな。座る時間が長いと重い感じがしてくる」「手先は不器用な方かな」 **客観的情報** 点滴ラインあり。介助なし離床でき、病棟内廊下を100m×30回/日歩行している。歩行時の創痛は2/10。	腹部創の違和感の訴えはあるが、痛みは自制内であり、離床は介助なしで進んでいる。歩行距離や他のセルフケア行動をみても、四肢の筋力低下はみられていない。 座位時に会陰創の違和感があることから、長時間の座位は困難であり、このまま軽減しなければ、便捨てや装具交換など**座位で行うストーマのセルフケアが困難になる恐れ**がある。 客観的情報は得られていないが、もし手指の巧緻性が低い場合、**便捨てや皮膚保護材の貼付に困難感を覚える可能性**がある。
5.睡眠と休息をとる	**主観的情報** 「術後は疲れやすくなっちゃって、昼間にも寝ちゃうんだよね。夜はさすがに9時には寝られない。だってもともとは夜の12時に寝てたんだよ」「眠れないとやっぱり病気のこと考えちゃうよね。再発や転移のこととかさ。こどもが独立するのもまだまだ先だしね」「寝てる間に便が漏れないかも心配なんだよ」 **客観的情報** 入院中は21時消灯で、翌朝6時過ぎに看護師の検温のため起床。	疼痛や嘔気など身体症状を起因とした不眠はないが、入院前と比較し活動量が減少していること、生活リズムの変更といった社会的要因、予後への不安、人工肛門からの便漏れに対する心配といった精神的要因による**入眠困難がみられている**。不眠が続くと、術後回復や創傷治癒が遅れたり、闘病意欲が低下する恐れがある。また生活リズムが崩れて、**夜間不眠が悪化する可能性**がある。
6.適切な衣服を選び着脱する	**主観的情報** 「この位置に人工肛門があると、ズボンのベルトがしにくくなるかもしれないな」 **客観的情報** 入院中は寝衣を着用。点滴ラインがあるため、着脱は介助が必要である。 普段の仕事ではスーツ着用。	着脱は要介助であるが、点滴ラインがなくなれば自立できると考えられる。 普段はベルトを着用しているが、ストーマとの位置関係によっては、ベルトの位置をずらしたり、ベルトの使用を控えるなど好みや習慣の変更が必要となる可能性がある。
7.衣類の調節と環境の調節により体温を生理的範囲内に維持する	**客観的情報** 術後7日目以降はT=36.5～37.0℃で経過。平熱は36.8～36.9℃。	体温に異常はなく、症状の訴えもない。

ヘンダーソンの枠組み(基本的欲求)	アセスメントに必要な主観的情報(S)、客観的情報(O)	情報の解釈・分析
8.清潔を保持する	**主観的情報** 「お腹の創は、痛くはないけどまだ気になるね。ひきつってる感じはする」「おしりの創は、痛いというより違和感かな。座る時間が長いと重い感じがしてくる」 **客観的情報** 術後7日目に腹部創の抜糸済、創の哆開(しかい)、浸出液なし。 会陰創の抜糸未、発赤・腫脹・浸出液なし。 ストーマの抜糸未、周囲の皮膚の異常、膿瘍形成なし。 ドレーン抜去部にあてているガーゼには淡々血性の浸出液が少量付着、臭気なし。 点滴刺入部の発赤、腫脹、疼痛なし。 術後は毎日の陰部洗浄と1日おきに清拭を行っている。術後7日目にはナース介助で洗面台で洗髪を行った。	座位時に会陰創に違和感の訴えがあるものの、発熱や創部の異常なく、感染兆候はないと考える。同様に腹部創にも感染兆候はない。 ストーマおよびその周囲の皮膚にも感染兆候はないが、便の量が増えたり、水様になったりして保護剤の溶解が進むと、ストーマ周囲の皮膚トラブルが発生する可能性がある。 ドレーン抜去後の浸出液の性状からも、骨盤腔内感染は生じていないと考えられる。ドレーン抜去部がまだ結着していないため、ストーマから便が漏れた場合、**抜去部が汚染され、骨盤腔内感染につながる危険**がある。 ドレーン抜去部がまだ結着していないためシャワーはできないでいるが、入院中にストーマがある状態でシャワー浴や入浴を経験しないと、退院後の清潔ケアに不安を持ったまま退院となり、**退院後のセルフケアが低下する恐れ**がある。 点滴刺入部に静脈炎の兆候はない。
9.環境の様々な危険因子を避け、また他人を傷害しないようにする	**客観的情報** 歩行後にベッドに戻った際の点滴台の位置がベッドから遠く、臥床の際に点滴ラインが張っているときがある。	離床が進む中、点滴台の位置への注意が薄れ、**意図せず点滴ラインが抜去されてしまう恐れ**がある。
10.コミュニケーション	**主観的情報** 「がんってわかって自分も動揺したけど、妻とこどもがそれ以上に動揺してたんだ。だから心配かけないように、見舞いに来たときもあまり病気のことは話さないようにしてるんだよね。人工肛門のことも極力自分でやって、家族に負担をかけないようにしようと思ってるんだ」 妻(48歳)、息子(17歳)「人工肛門になったって、命が助かったんだからよかったじゃない。頑張って一緒にやり方覚えよう!」 **客観的情報** 妻は毎日、息子は毎週末に面会に来ている。面会時は過去に行った旅行の話や、息子の学校の話をしながら3人とも笑顔がみられる。	コミュニケーションを阻害するような身体的要因はない。しかし、心配をかけたくないとの思いから、家族に不安を表出できず、ストーマの管理もすべて自分で行おうとしている。妻と息子は現時点でストーマに対するネガティブな発言はなく、積極的に関与しようという意思を示している。ストーマ管理には日常生活上の留意点もあり、家族の協力も重要であることから、家族のサポートが期待できるところは強みである。しかし、患者のように病気や予後のことを一人で抱え込んだままでは、**患者の身体的・精神的負担が高まる恐れ**がある。

ヘンダーソンの枠組み（基本的欲求）	アセスメントに必要な主観的情報（S）、客観的情報（O）	情報の解釈・分析
11.信仰・宗教	信仰している宗教はなし。	信仰・宗教上の問題は現時点でみられていない。
12.達成感をもたらす生産的活動	**主観的情報** 「社内の人に人工肛門があるなんて知れたら恥ずかしいよ」「息子も年頃だろ。こんな人工肛門のあるお父さんなんて嫌だろうな」 **客観的情報** 50歳、妻と息子の3人暮らし。 人事部門の部長。	壮年期で一家の大黒柱、仕事でも要職に就いているが、入院によりそれら役割が中断されている。さらに、排泄経路の変更に対し、恥ずかしい・隠したいという気持ちが生じていることから、ストーマ造設に伴うボディイメージの変容が受け入れられていないことや、ストーマがあることによって社内役割・家族内役割が脅かされることへの恐れがあると考えられる。このままではストーマを受容できず、**セルフケアが困難になったり、自尊心が低下する恐れ**がある。 術操作に伴う性機能障害（射精障害、勃起不全）の有無は、入院中であることもあり、まだ確認できていない。
13.レクリエーション	**主観的情報** 「ストーマなんかあったら、泊まりがけの旅行なんて難しいだろうな。趣味のテニスも今までどおりできないんだろうな」	知識不足により、人工肛門があることによる余暇活動への影響を過大に捉えている。このままでは、**余暇活動や趣味を過度にせばめ、患者のQOLが阻害されてしまう恐れ**がある。
14.正常な発達、健康を導く学習活動	**主観的情報** 「ストーマがあっても仕事できるのか」「人工肛門の人に会ったことがないし、見たこともなかったから、これからどうやって生活していけばよいかわからない」「手先は不器用な方かな」「ステージⅡだろう。今後どういうことに気をつけたら再発や転移が防げるんだろう」 **客観的情報** 大学卒。人事部門の部長をしている。	ストーマの自己管理のためには、多くの知識が求められる。患者は知的レベルは高いと考えられるが、今はストーマやボディイメージの変容を受容できておらず、また、自己管理への不安も強いことから、新規の学習に対するレディネスが低いと考えられる。**無理に自己管理を強要すると、精神的負担が増強する恐れ**がある。 ストーマを管理しながら仕事をするイメージがついておらず、仕事との両立に不安を感じている。日常生活上の留意点に関する知識もなく、漠然とした不安がある。このままでは、**自己の仕事や日常生活に不必要な制約を課してしまう恐れ**がある。 「手先が不器用」との発言があり、客観的情報は得られていないが、もし手指の巧緻性が低い場合、便捨てや皮膚保護材の貼付など、**ストーマ管理に困難感を覚える可能性**がある。

直腸がん切除術後10日目Dさんの全体関連図

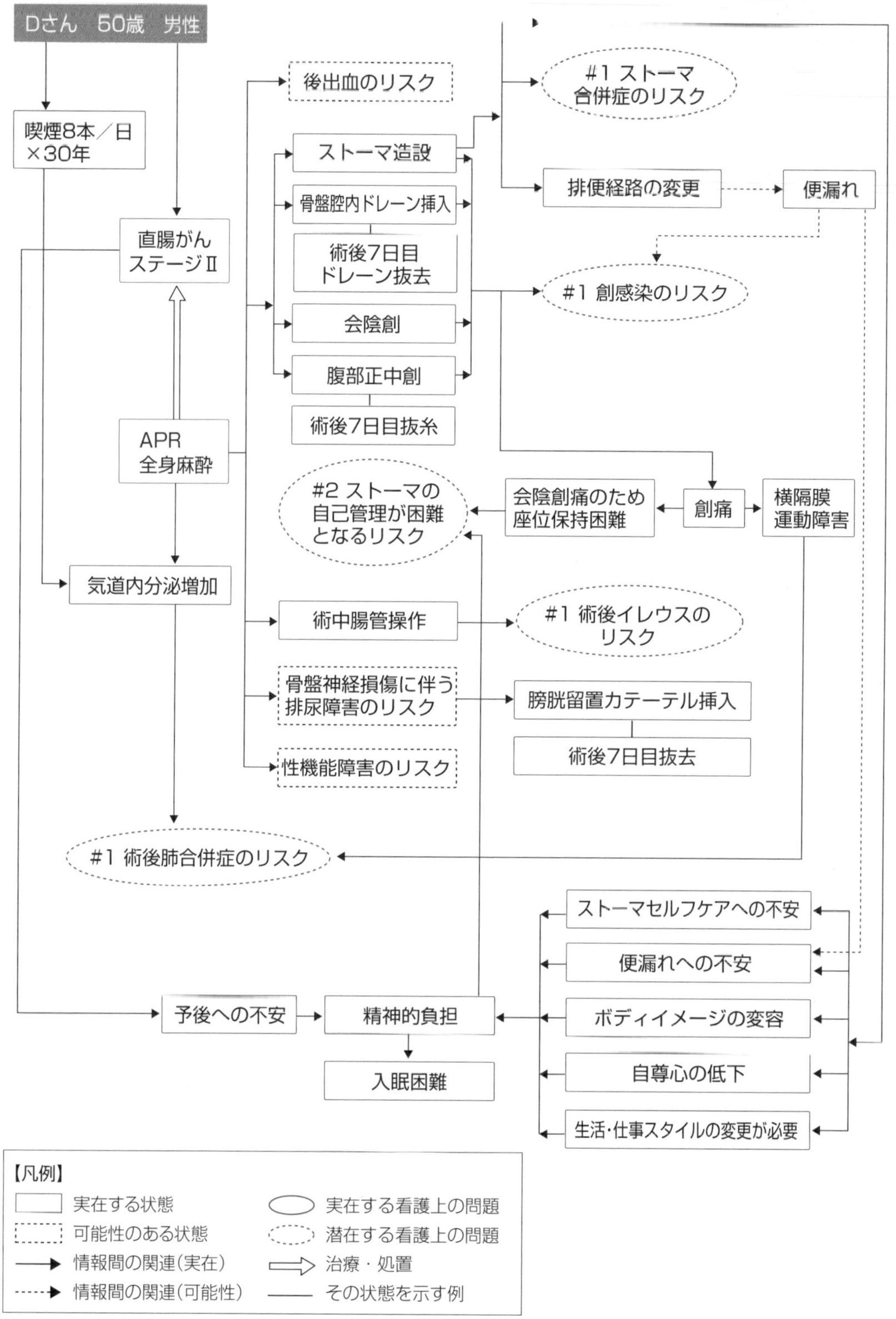

Dさん　50歳　男性
喫煙8本／日
×30年
直腸がん
ステージⅡ
APR
全身麻酔
気道内分泌増加
後出血のリスク
ストーマ造設
骨盤腔内ドレーン挿入
術後7日目
ドレーン抜去
会陰創
腹部正中創
術後7日目抜糸
#1 ストーマ
合併症のリスク
排便経路の変更
便漏れ
#1 創感染のリスク
#2 ストーマの
自己管理が困難
となるリスク
会陰創痛のため
座位保持困難
創痛
横隔膜
運動障害
術中腸管操作
#1 術後イレウスの
リスク
骨盤神経損傷に伴う
排尿障害のリスク
膀胱留置カテーテル挿入
術後7日目抜去
性機能障害のリスク
#1 術後肺合併症のリスク
ストーマセルフケアへの不安
便漏れへの不安
ボディイメージの変容
自尊心の低下
生活・仕事スタイルの変更が必要
予後への不安
精神的負担
入眠困難
【凡例】
実在する状態
可能性のある状態
情報間の関連（実在）
情報間の関連（可能性）
実在する看護上の問題
潜在する看護上の問題
治療・処置
その状態を示す例

●看護診断

腹会陰式直腸切除術（APR）では腹部、会陰、ストーマと3つの創があるため痛みが強いこと、腹部創とストーマの距離が近く、ストーマから便が漏れると創部感染が起こりやすいこと、術操作で骨盤内を複雑に走る神経を傷つけやすいため、術後に排尿障害（頻尿）や性機能障害（射精障害、勃起不全）が起こりやすいこと、永久ストーマの造設により、ボディイメージや社会的役割の変化を受け入れ、生涯にわたって自己管理が必要になることが特徴です。その様相が関連図に示されています。

さて、術後10日が経過し、現時点で顕在化している術後合併症はないですが、食事開始に伴う術後イレウスなど、潜在的なリスクがあると考え＃1に挙げました。また、生命の危険はありませんが、Dさんが最も不安に感じている問題を＃2に挙げました。

＃1．術後合併症のリスク
＃2．ストーマの自己管理が困難となるリスク

ここでは、APRに特有な＃2について看護計画を立案します。

●看護計画

目標：ストーマの自己管理が行える（3日後）。
❶便破棄、ガス抜き、装具交換を自立してできる。
❷ストーマの異常の早期発見、対処法について説明できる。
❸日常生活上の留意点が説明できる。

<観察計画>

1．便の性状、量、破棄回数、保護材の溶け具合、ガスの貯留状況
2．食事の形態、内容、摂取状況、水分摂取量
3．手指の巧緻性、器用さ、便破棄・ガス抜き・装具交換にかかる時間
4．ストーマの受け止め
5．退院や社会復帰への関心、意欲
6．セルフケアに対する言動、意欲、準備状態、知識習得状況
7．普段の生活状況
・通勤時間、通勤手段
・勤務時間、仕事内容、職場のトイレの場所、個室の個数
・食習慣、普段の食事の内容
・自宅のトイレの状況（個数、広さ、装具を置く場所があるか）
・趣味の旅行やテニスの頻度
8．患者・家族の準備状態、不安や困難感の訴え
9．家族の関係性、家族のサポート状況、家族の知識・理解度

<ケア計画>

1．ストーマケアにネガティブな感情を持たせないよう、プライバシー、保温、安楽な体位の確保に努め、看護師自身の表情や言葉がけに注意する。
2．ストーマケアは大変だ、という印象を持たれないよう、ケアの前に必要物品をそろえ、手早くケアを行う。漏れてから装具交換を行うと、ストーマケアにネガティブな感情を持つため、漏れる前に交換する。
3．観察やケアの際にストーマに異常がないことを伝え、不安を軽減する。
4．できたことを認め、できなくても経験を積めば必ずできるようになることを伝える。
5．家族にも便捨てや装具交換を見学してもらう。そのための時間を調整する。
6．患者・家族の不安、困難に思っていることなどを傾聴する。
7．退院後のストーマケアの不安、生活の不安を軽減するために、皮膚・排泄ケア認定看護師、MSWなど他職種と連携する。
8．ストーマの場所や形状、便の性状に応じた装具を選択する。必要時、皮膚・排泄ケア認定看護師に相談する。
9．入院中にシャワー浴や入浴を行い、退院後の生活に自信をつけてもらう。

<教育計画>

1. セルフケアを無理強いせず、患者の表情や視線などの反応をみながらタイミングをはかり、自己管理を働きかける。
2. セルフケアの促しはガス抜きから始め、便捨て、パウチのクリップの留め外し、装具の交換、など難易度の低いものから行う。それぞれについて見学、一部参加、見守り、と段階的に行う。
3. ガス抜き、便捨て、パウチのクリップの留め方・外し方、装具の交換方法、ストーマ周囲皮膚の保清の方法、装具交換のタイミング。
4. ストーマおよび周囲の皮膚の観察事項：
   - 便の色、量、性状
   - ストーマの色調、形、サイズ、浮腫の有無
   - ストーマ早期合併症：壊死、陥没、脱落、出血、狭窄、ストーマ粘膜皮膚接合部離開、膿瘍などの有無
   - ストーマ晩期合併症：狭窄、傍ヘルニア、脱出、瘻孔(ろうこう)形成、粘膜炎などの有無
   - ストーマ周辺の皮膚の状態：発赤、びらん、表皮剥離、色素沈着、疼痛、掻痒感などの有無
5. 異常時（イレウス症状、下痢時、ストーマ晩期合併症、皮膚トラブル、ストーマの形や腹壁が変化した場合）の対処方法や相談窓口（外来看護師、皮膚・排泄ケア認定看護師など）。
6. 日常生活上の留意点：
   - ガスを発生させやすい食品（繊維の多いもの、炭酸飲料）や習慣（ストロー飲み、かきこんだり、すするような食べ方）、においの原因になりやすい食品（ニンニク、ニラ、ネギなど）を避ける。家庭で食事を作っている妻に一緒に聞いてもらう。
   - 就寝中の便漏れを防ぐため、就寝前に必ず便を廃棄する。不安であれば、敷布団の上にビニール、バスタオルを重ねる。
   - 過度に腹圧をかけるような仕事（力仕事）や、スポーツをしない。
   - 趣味のテニス時は、ストーマベルトが利用できる。
   - ズボンのベルトが装着しにくければ、サスペンダーを利用する。
   - 外出時、旅行時はストーマ物品を携行する。職場にも予備を置いておく。
   - 災害時の避難物品の中に、ストーマ装具および装具交換に必要な物品（剥離剤、皮膚保護剤、ゴミ袋、トイレットペーパー、ウェットティッシュ、はさみ、など）を準備する。
7. ストーマ製品（入浴用パウチやにおいを抑える製品等）と購入方法の紹介。
8. ソーシャルサポート（MSW、患者会、医療相談室、社会福祉制度）の活用方法。

●実施・評価

看護計画に沿って必要な看護を実施し、OPの内容を観察し、評価日に目標が達成できたか評価します。未達成の場合、再アセスメントにより必要な看護について追加、修正を行いながら対象に必要な看護を提供します。

<3日後（術後13日目）>

S：「なんとかやってみたよ。思ったよりも難しくなかった」
　妻「パパ上手ねー。人工肛門って響きが怖かったけど、ピンク色でなんだか愛着がわいてくるわね」

O：術後11日目、ナースがパウチ口から便破棄をしていると、見学・質問する様子がみられたため、口頭で方法を説明し、実施していただいた。パウチのクリップ留めに手間どる様子がみられるも、12日目には手指や周囲を便で汚すことなく便破棄ができるようになっていた。本日装具交換の日であったため、ナース指導のもと、装具を愛護的にはがし、ストーマ周囲の皮膚を洗浄し、保護材を貼付する一連を体験した。総所要時間は20分ほどで、座位保持しながら行った。便の性状は軟便で、交換中にストーマから便が排泄されることはなかった。妻も同席して、患者の手技を観察。実施後上記発言あり。

A：会陰創の抜糸はまだだが、座位の保持は苦痛なく可能であった。ナース指導のもとではあるが、一連の手技を実施したことで自信をつけた様子。今回は交換中に排便がなかったため落ち着いて行えたが、交換中に排泄があった場合にどうしたらよいかも伝えていく必要がある。また、今回は患者による初めての交換だったため、手技ができることに主眼を置いたが、今後はストーマや周囲の皮膚の観察もあわせて行えるよう指導・支援していく必要がある。
以上より、目標は未達成とする。

P：装具交換中に排泄がある場合に備え、座位になった際にストーマの下方に新聞紙やビニール袋などを敷いておくことや、装具を外している間、ストーマにトイレットペーパーをあてておくことを教育計画に追加する。その他はプラン継続。退院が近いと考えられるため、退院後の生活をよりイメージできるよう、次回交換日はシャワー浴と組み合わせて実施する。可能であればキーパーソンである妻が同席できるよう、日時の調整を行う。

入院期間が短縮化していて、ストーマケアの指導に十分な時間がとれないときもあります。かといって、患者さんの準備状態（レディネス）を考慮せず、無理に早期に介入を始めるとストーマへの拒否感が高まる恐れがあります。
患者さんをよく観察し、適切なタイミングで教育・指導を行うことが大切です。

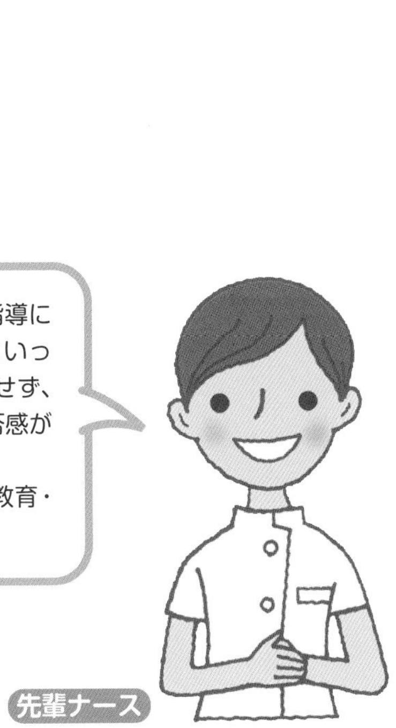

肝硬変

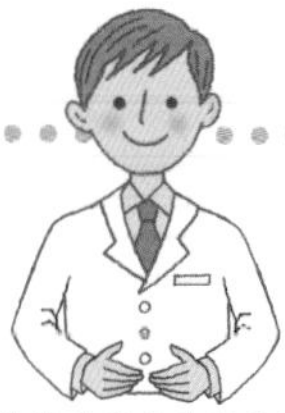

肝硬変とは、肝臓が線維化し、再生結節が形成された状態で、進行すると肝細胞がんを合併するリスクがあります。

肝臓の解剖生理

肝臓は重さ約1200g、人体で最大の実質臓器です。横隔膜直下にあり、左葉は胃があるため小さく薄いですが、右葉は大きくて厚く、右肋骨弓の下からその前縁を出すため、痩せている人では触診で触知できることがあります。

肝臓下面中央には動脈、門脈、肝管が出入りする肝門があります（下図）。固有肝動脈は、大動脈から分岐した腹腔動脈から酸素豊富な動脈血を受け、肝臓に注ぎます。門脈は、胃や小腸から栄養素に富んだ静脈血を受け、肝臓に注ぎます。肝臓に入った静脈血は、代謝物質を肝細胞内に放出したあとは肝静脈に集まり、下大静脈に注ぎます。このように肝臓は血管の豊富な臓器であることが特徴です（次ページの図）。

肝臓の主な役割は、①栄養素（たんぱく質、糖質、脂質）の代謝、②体内で作られた、または体外から摂取された有害物質の解毒と、尿中または胆汁中への排泄、③脂肪の消化に役立つ消化液である胆汁の生成、です。生成された胆汁は左右肝管を経て総肝管に注ぎ、いったん胆嚢に入ります。食事開始の刺激を受け胆嚢が収縮し、胆汁が総胆管に排泄されます。

肝臓は「沈黙の臓器」と呼ばれ、予備能力や再生能力が高いため、病期の初期にはほとんど症状が現れず、症状が顕在化した時点では病気が進行していることも多いです。

▼肝臓の下面

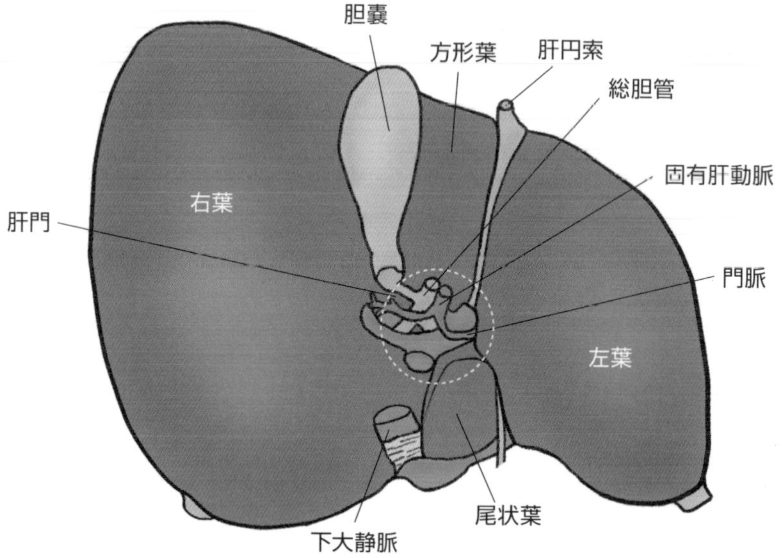

▼肝臓、胆嚢、膵臓、十二指腸

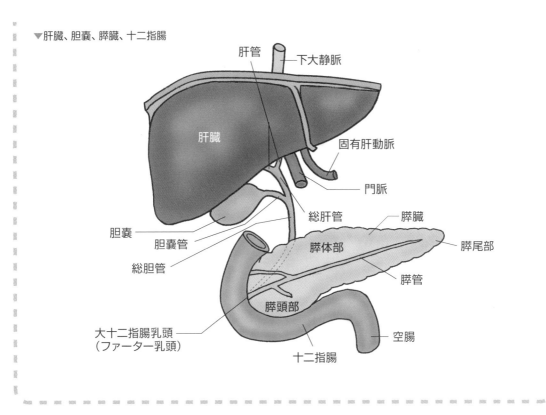

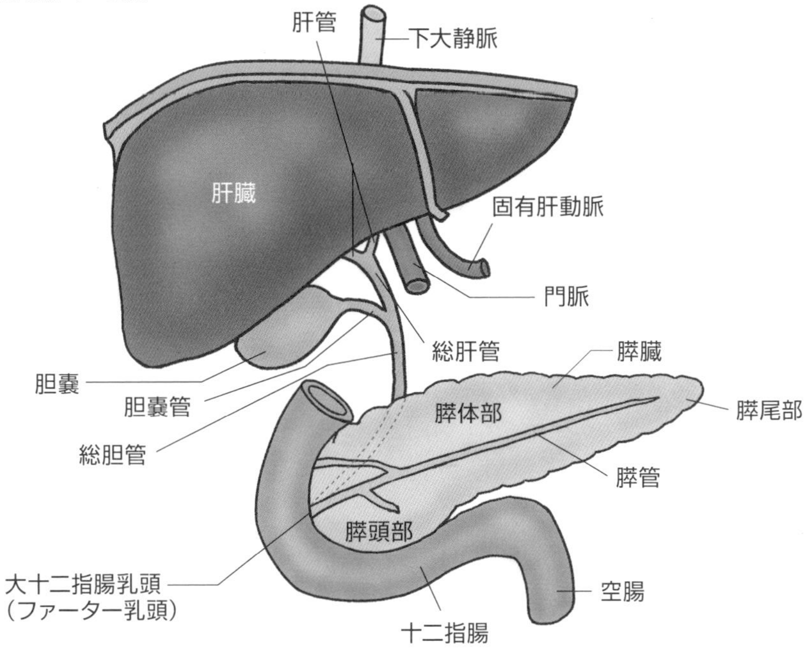
肝管
下大静脈
肝臓
固有肝動脈
門脈
総肝管
膵臓
胆嚢
胆嚢管
膵体部
膵尾部
総胆管
膵管
膵頭部
大十二指腸乳頭
(ファーター乳頭)
空腸
十二指腸

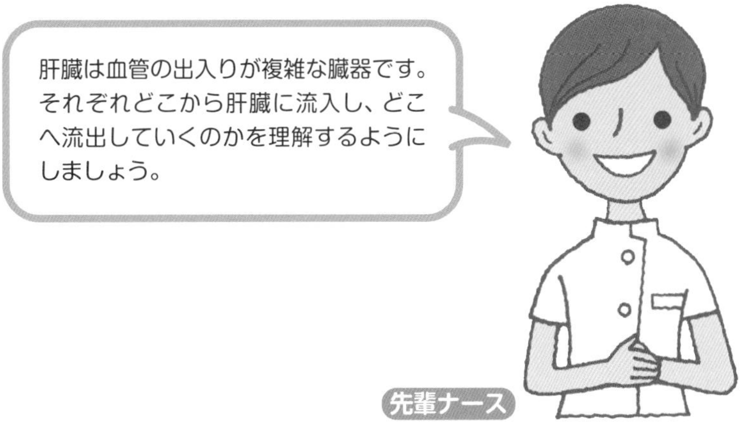
肝臓は血管の出入りが複雑な臓器です。それぞれどこから肝臓に流入し、どこへ流出していくのかを理解するようにしましょう。
先輩ナース

肝硬変の病態生理、主な症状、検査所見と治療法

病態生理

肝硬変とは、慢性肝炎などで肝細胞が壊死した結果、肝臓が線維化し、再生結節が形成された状態です。日本では患者の約6割が男性で、原因の約6割をC型肝炎、B型肝炎が占めます[1)]。肝硬変が進行すると、肝細胞がんを合併するリスクが高くなることから、あとで示すように肝硬変の進行を遅らせるための治療や日常生活の管理が必要になります。

主な症状、臨床所見

初期には自覚症状はありません。肝硬変の進行によって、解剖生理の項で触れたような肝臓の機能が障害されて症状として現れます。すなわち、たんぱく質の代謝障害により低アルブミン血症をきたし、腹水が生じます。解毒排泄の機能が障害されることで、たんぱく質の代謝過程で産出されたアンモニア（NH_3）が貯留し肝性脳症が起こります。肝性脳症では、意識障害、傾眠、昏睡、羽ばたき振戦がみられます。また肝臓の線維化により門脈が圧排され門脈圧が高まると、側副血行路が発達し、食道静脈瘤が形成されます。これら腹水、肝性脳症、食道静脈瘤は肝硬変の3大合併症です。たんぱく質の代謝障害は、血液凝固因子の産生低下にもつながり、出血傾向を引き起こします。

そのほかにも、糖質の代謝異常による高血糖や低血糖、脂質の代謝異常による低コレステロール血症、胆汁排出障害による黄疸、門脈圧亢進による脾腫から汎血球減少症が生じます。

肝硬変の重症度はChild-Pugh（チャイルド・ピュー）分類によって判定されます（次表）。

▼肝硬変の重症度分類（Child-Pugh分類）

項目	1点	2点	3点
脳症	ない	軽度	時々昏睡
腹水	ない	少量	中等量以上
血清ビリルビン値（mg/dL）	2.0未満	2.0～3.0	3.0以上
血清アルブミン値（g/dL）	3.5以上	2.8～3.5	2.8未満
プロトロンビン活性値（%）	70以上	40～70	40未満
グレードA（軽症）：5～6点　グレードB（中等症）：7～9点　グレードC（重症）：10～15点			

1) Enomoto Hirayuki, Ueno Yoshiyuki, Hiasa Yoichi, et al. (2020). Transition in the etiology of liver cirrhosis in Japan: a nationwide survey. Journal of Gastroenterology, 55 (3), 353-362. https://link.springer.com/article/10.1007/s00535-019-01645-y (2020.5.29)

●主な検査結果・所見

超音波（エコー）検査：肝臓の形や大きさ、硬さ、表面の形状、腹水の有無を調べます。

CT検査：側副血行路の発達状況、腹水の有無、肝細胞がんの有無を調べます。

エラストグラフィ（フィブロスキャン）：肝線維化を診断するため、従来の肝生検に代わる非侵襲的な検査として用いられます。エコー、CTでは困難な肝硬変の初期診断に有用とされています。

血液検査：肝機能検査で肝予備能を把握するほか、肝細胞がんの有無を評価するため、AFP、PIVKA-II、AFP-L3分画の上昇を調べますが、これら腫瘍マーカーは肝細胞がん以外のがんや、肝炎、肝硬変等の非がん性疾患でも上昇するとされています。また出血傾向や貧血がないか、血算データもみていきます。

●治療

Child-Pugh分類（前ページの表）による重症度判定に基づき治療方針が決定されますが、基本は肝硬変の進行を防止することと、合併症に対する治療になります。肝硬変そのものに対する治療薬はなく、肝庇護薬を投与します。食事療法をはじめとする日常生活の管理により、肝硬変の進行を遅らせ、肝細胞がんの発生を防止します。並行して合併症に対する治療も行います。腹水に対しては利尿剤やアルブミン製剤などの薬物療法、安静療法、塩分制限、水分制限をします。肝性脳症に対しては、緩下剤（ラクツロース）投与、たんぱく質摂取制限をします。食道静脈瘤に対しては、破裂予防のため内視鏡的結紮術（EVL）、内視鏡的硬化療法（EIS）を行います。EVLは、静脈瘤に小さなリングをはめて壊死させる治療で、侵襲が少ないですが、静脈瘤への供給血管を閉塞できないため、再発率が高い傾向があります。EISは静脈瘤や供給血管に硬化剤を注入し、静脈瘤を閉塞・壊死させる治療で、硬化剤により肝機能が悪化するリスクが高いですが、再発率は低いとされています。

事例紹介

●肝硬変で食道静脈瘤を合併し、EISを行ったEさん

Eさんは58才男性。自宅兼商店で食料品を販売している。35歳のときにC型肝炎を指摘され、インターフェロン療法を行ってきたが、55歳で肝硬変と診断された。以来、肝庇護薬の服用と日常生活管理で経過観察を行ってきたが、直近の受診で食道静脈瘤が認められため、EIS目的で入院した。

EIS後の経過は順調で、4日後の退院も決定している。しかし家族の話によると、自宅での日常生活管理が良好に行われていなかったという。Eさんは「商売やってるから安静なんてできないし、忙しかったら薬飲み忘れることだってあるよ！」と話しており、退院までに服薬管理を含め日常生活全般の自己管理指導をする予定である。

肝硬変を患っているEさんの看護過程

● **アセスメント**

常在条件：58才男性。高校卒業後から実家の食料品店を手伝い、父の死去に伴い跡を継いだ。性格は自尊心が高い。

病理的状態：Child-Pugh分類は8点（肝性脳症なし、腹水少量、T-Bil〈血清ビリルビン値〉2.5mg/dL、Alb〈血清アルブミン値〉3.0g/dL、PT〈プロトロンビン活性値〉73%）。食道静脈瘤に対し、2日前にEISが施行された。肝庇護薬を服用中。既往は35歳からC型肝炎、55歳で肝硬変。

▼ヘンダーソンの枠組みによる包括的アセスメント

ヘンダーソンの枠組み（基本的欲求）	アセスメントに必要な主観的情報（S）、客観的情報（O）	情報の解釈・分析
1.正常に呼吸する（循環含む）	**主観的情報** 「息苦しさはないよ」「だるいのと、疲れやすいかな。横になると楽になるね」「お腹の張りは感じない」 **客観的情報** 呼吸回数20回/分、適度な深さ。 $PaO_2$85mmHg、$PaCO_2$40mmHg、$SaO_2$95%。胸部X線にて胸水指摘なし。 CTにて少量の腹水を指摘。 血圧126/66mmHg、脈拍84回/分・整のリズム。	腹水は少量で腹部膨満感はない。「横になると楽になる」との話から、仰臥位になることが可能で、呼吸に関する検査データからも、腹水貯留による横隔膜運動の制限は起きていないと考えられる。ただ、肝硬変による倦怠感があり、易疲労状態にあると考えられ、**安楽が阻害されている**。 循環器疾患の既往はなく、血圧、脈拍データからは、循環の異常は現れていないと考える。

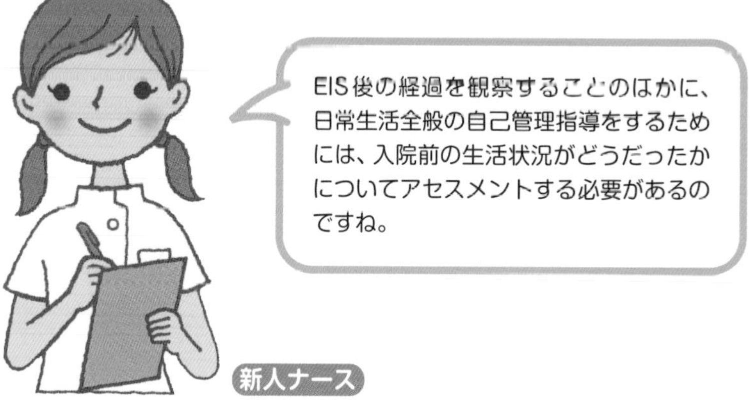
EIS後の経過を観察することのほかに、日常生活全般の自己管理指導をするためには、入院前の生活状況がどうだったかについてアセスメントする必要があるのですね。
新人ナース

ヘンダーソンの枠組み（基本的欲求）	アセスメントに必要な主観的情報（S）、客観的情報（O）	情報の解釈・分析
2.適切に飲食する	**主観的情報** 「食欲はあんまりないね。だるいことが多いから」「家では母ちゃんが食事作ってくれるな。俺の病気のためとか言って薄味なんだよ。余計食欲なくなるから、たいてい塩気やしょうゆ足して食べるな」「入院のときに体重を量って、結構減ってると思った。家ではそんなしょっちゅう量ってないけど、3か月前くらいは70kgあったからね」「酒の量はこれでも減った方なんだよ。昔はもっと飲んでたんだから」 **客観的情報** EIS後の胸痛、吐血なし。入院中は肝臓食を毎食1/3程度摂取。倦怠感あり。 174cm、68kg。腹囲72cm。腹部触診にて肝臓が触れる。Alb3.0g/dL。CTにて少量の腹水を指摘。臥床時の打診にて側腹部の濁音なし、対側側腹部での波動感知せず。腹部膨満感なし。自宅では毎日日本酒1/2合を飲酒。	BMIは22.5で普通体重。しかし3か月前に比し2kg減っており、血清アルブミン値は基準値以下である。自宅で倦怠感による食欲不振から食事摂取量が減っていたと推測される。本人なりに少しでも食事がとれるようにと、妻が作る減塩食に加塩してしまっていたが、過剰な塩分は腹水・浮腫の悪化を招く。CTや打診結果から、腹水は少量と考えられるが、Child-Pugh分類では中等の重症度で、今後**肝硬変の悪化や塩分過多が続けば、腹水が増量して膨満感が生じ、さらに食欲不振を招く恐れ**がある。**栄養摂取が不十分となった結果、低アルブミン血症が進み、腹水が悪化するという悪循環にも陥りかねない**。また、肝硬変患者の**低栄養は、サルコペニア（骨格筋量の減少）の合併を引き起こし、予後やQOLを不良にする恐れ**がある。 肝臓を患って以降、生活指導により酒量は減っているものの、禁酒には至っていない。アルコールは、予備能の低下した肝臓にダメージを与えるもので、完全に禁酒することが望ましい。単に酒が好きでやめられないだけでなく、予後への不安や家業継続の不安など**精神的ストレスが高じ、飲酒で紛らわしている可能性**もある。
3.あらゆる排泄経路から排泄する	**主観的情報** 「仕事中はトイレに行ってる暇ないからね。どっちかっていうと便秘がちかな」 **客観的情報** 2日前にEIS施行。EIS後の胸痛、吐血なし。EIS後の便色は茶黄色、中等量。普段の排便パターンは2日に1回、固形便。視診にて痔核なし。NH_3値50μg/dL。 CTにて少量の腹水を指摘。臥床時の打診にて側腹部の濁音なし、対側側腹部での波動感知せず。	EIS後の出血症状はなく、便色からも出血は起きていないと考えられる。また、白色便もなく、胆道閉塞は起きていないと考えられる。 Eさんの排便ペースや便の性状から、便秘の傾向にあると考える。腹水は少量で、腸蠕動を障害するほどではないと推測する。倦怠感のため、食欲不振があり食事摂取量が低下した結果、食物繊維の摂取が不足し、**便秘が生じている**と考えられる。肝性脳症の原因となるアンモニアは、主に大腸で発生するため、**便秘により肝性脳症が引き起こされるリスク**がある。また便秘により**排便時に努責すると、直腸の静脈瘤や痔核の発生、食道静脈瘤の再発や破裂のリスク**につながる。

ヘンダーソンの枠組み（基本的欲求）	アセスメントに必要な情報 主観的情報（S）、客観的情報（O）	情報の解釈・分析
4. 身体の位置を動かし、またよい姿勢を保持する	**主観的情報** 「身体がだるいし、足もむくんでるから、前のようにてきぱきとは動けなくなってきた」「だるいのと、疲れやすいかな。横になると楽になるね」 **客観的情報** Alb3.0g/dL。CTにて少量の腹水を指摘。脛骨前面、足背に両側性の＋3の圧痕あり。下肢浮腫のため、入院中はナース見守り下でトイレ歩行など移動を行う。	肝硬変による低アルブミン血症のため、下肢浮腫が生じている。**足背部の浮腫により、足関節の可動に制限がある可能性**がある。また倦怠感のため、動作に緩慢さがみられ、意図に身体がついていかず足がもつれたり、危険回避行動が遅れる可能性がある。 普段は立ち仕事が多いことから、退院後に下肢浮腫が悪化する恐れがある。
5. 睡眠と休息をとる	**主観的情報** 「だるいのと、疲れやすいかな。横になると楽になるね。でも普段は店やってるから、疲れたって休んでいられないよ」「かゆみはない」「病気のこと考えると眠れないときもあるけど、そうでなければ眠れてるよ」 **客観的情報** NH_3値50μg/dL。肝性脳症なし。 T-Bil2.5mg/dL、皮膚黄染あり。皮膚擦過傷なし。	肝庇護のため過度な活動は控える必要があるが、自営業で頑張りすぎてしまう傾向があり、肝臓に負担がかかる。また立ち仕事が続けば、**下肢浮腫が悪化する恐れ**がある。 血清ビリルビン値が高いが、掻痒感は出現していない。肝性昏睡、高アンモニア血症もなく、これらが不眠を引き起こしているとは言い難い。Eさんの訴えから、予後への不安から**十分な睡眠がとれていない**ことが推測される。この状態が継続すると、易疲労、倦怠感が増強したり、肝臓に負担がかかり、肝機能が低下する恐れがある。
6. 適切な衣服を選び着脱する	**主観的情報** 「最近むくみのせいか、靴下の跡がつくんだよね」 **客観的情報** 脛骨前面、足背に両側性の＋3の圧痕あり。下腿周囲に靴下のゴム跡がついている。	下肢浮腫のため、普段履いている靴下では下肢が締め付けられ、**安楽を阻害している**。また締め付けにより**下肢の血行が阻害され、浮腫が悪化する恐れ**がある。
7. 衣類の調節と環境の調節により体温を生理的範囲内に維持する	**主観的情報** 「お腹？　痛くないよ」 **客観的情報** T-Bil2.5mg/dL。EIS後はT=36.4～37.0℃で経過。	血清ビリルビン値が基準値を超えており、黄染もみられ、肝硬変による胆汁排泄障害があると考えられるが、体温に異常はなく、腹痛もなく、胆管炎の合併はみられていないと考えられる。

ヘンダーソンの枠組み（基本的欲求）	アセスメントに必要な主観的情報（S）、客観的情報（O）	情報の解釈・分析
8.清潔を保持する	**主観的情報** 「なんだか皮膚の色が黄色っぽいな。かゆみはない」 **客観的情報** T-Bil2.5mg/dL。皮膚黄染あり。掻痒感なし。皮膚擦過傷なし。PT73%。点状出血、皮下出血、口腔内粘膜からの出血みられず。脛骨前面、足背に両側性の+3の圧痕あり。下腿周囲に靴下のゴム跡がついている。	血清ビリルビン値が高く、黄染がみられているが、掻痒感は出現しておらず、皮膚が損傷している様子はない。しかし、浮腫があると皮膚が引き伸ばされて薄くなり、傷つきやすく、かつ栄養状態も不良であることから、**感染を引き起こす恐れ**がある。 プロトロンビン活性値は基準範囲におさまっており、出血傾向は認められない。
9.環境の様々な危険因子を避け、また他人を傷害しないようにする	**客観的情報** HCV抗体陽性。家族に陽性者はいない。Alb3.0g/dL。脛骨前面、足背に両側性の+3の圧痕あり。下肢浮腫のため、入院中はナース見守り下でトイレ歩行など移動を行う。肝性脳症なし。NH3値50μg/dL。	C型肝炎を発症した時点で、家族内感染への注意を指導されており、家族に感染者はいない。 肝性脳症なく、血清アンモニア値も基準範囲内で、見当識障害、傾眠傾向なく、意識レベルは清明で、危険行動はみられていない。 肝硬変による低アルブミン血症のため、下肢浮腫が生じている。**足背部の浮腫により、足関節の可動に制限がある可能性**がある。また倦怠感のため、動作に緩慢さがみられ、意図に身体がついていかず足がもつれ、危険回避行動が遅れる可能性がある。これらから、**歩行時に転倒リスク**がある。
10.コミュニケーション	**主観的情報** 「病気のこと考えると眠れないときもあるよ」 **客観的情報** 肝性脳症なし。NH_3値50μg/dL。	肝性脳症なく、意識レベルは清明で、コミュニケーションを阻害する身体的要因はない。
11.信仰・宗教	**主観的情報** 「静脈瘤が破裂したら、最悪死ぬって言われてね。でもいずれ肝臓がんになるかもしれないっておびえながら長生きするより、破裂でぽっくり逝った方が家族にも迷惑かけないし、いいような気がするときもあるんだよね。今回せっかく治療してもらってこういうこと言うのもなんだけどさ」	EISにより当面の静脈瘤破裂は免れたが、今後の再発や、破裂したら死ぬかもしれないという不安は強い。一方で、長期の闘病や治療により、長生きを否定するような発言もあり、死生観に揺らぎがみられている。**闘病や予後への不安が強い**と考えられる。

ヘンダーソンの枠組み（基本的欲求）	アセスメントに必要な主観的情報（S）、客観的情報（O）	情報の解釈・分析
12.達成感をもたらす生産的活動	**主観的情報** 「親父から受け継いだ大事な店だからね。地元の人のために定休日は週1日。長く休んだことなんてないよ」「息子もだいぶしっかりしてきたけど、商売人としてはまだまだだな」 **客観的情報** 妻（56歳）と二人暮らし。父から継いだ食料品店を経営して25年。経営は順調で経済的心配はない。近所に長男（30歳）夫婦が住んでおり、長男も店の経営に関わっている。	先代から引き継いだ店の経営や顧客に対する責任から、倦怠感がありながらも店頭に立ち続けており、自分の健康よりも仕事を優先する傾向がある。商売を成功させた自負から自尊心が高く、退院後に家族からサポートを受けたり、今後肝硬変が進行して他者の介助が必要になった場合に、**自己像の変容を受け入れるのが困難になったり、自尊心が低下する恐れ**がある。
13.レクリエーション	**主観的情報** 「仕事が趣味かな。なじみのお客さんがたくさんいるから、その人たちのために頑張ってるよ」	仕事がストレスになることはなく、かえって闘病からの気分転換、自己の存在意義の確認になっていると考えられる。
14.正常な発達、健康を導く学習活動	**主観的情報** 妻「お父さんは病院では言うこと聞くけど、うちに帰るととたんに病気のことなんか忘れちゃうんだから。私が心配していろいろ言っても全然聞かないんですよ」 Eさん「商売やってるから安静なんてできないし、忙しかったら薬飲み忘れることだってあるよ！」「病気とつきあってもう何十年だ。自分の身体のことは自分が一番わかってる」「母ちゃんは俺の病気のためとか言って薄味なんだよ。余計食欲なくなるから、たいてい塩気やしょうゆ足して食べるな」「家ではそんなしょっちゅう体重量ってない」「酒の量はこれでも減った方なんだよ。昔はもっと飲んでたんだから」 **客観的情報** 高校卒業後、父から継いだ食料品店を経営して25年。	Eさんは自営業の経営に成功しており、知的レベルは低くはない。治療や生活管理の必要性は理解しているが、長期の闘病により、自制が緩むことがある。また、仕事を優先する傾向があり、仕事が忙しいと薬の飲み忘れもある。家族同居で、家族が病気や日常生活上の管理の必要性について理解し、患者サポートの意欲もあるのは強みであるが、自尊心が高いという性格により、家族からの助言や援助を受け入れるのに抵抗があり、家族のサポートが有効に機能しておらず、結果、**治療に対するアドヒアランスに課題**が生じている。この状態が続くと、肝硬変が短期間に増悪したり、肝がんに早期に移行してしまう恐れがある。

肝硬変を患っているEさんの全体関連図

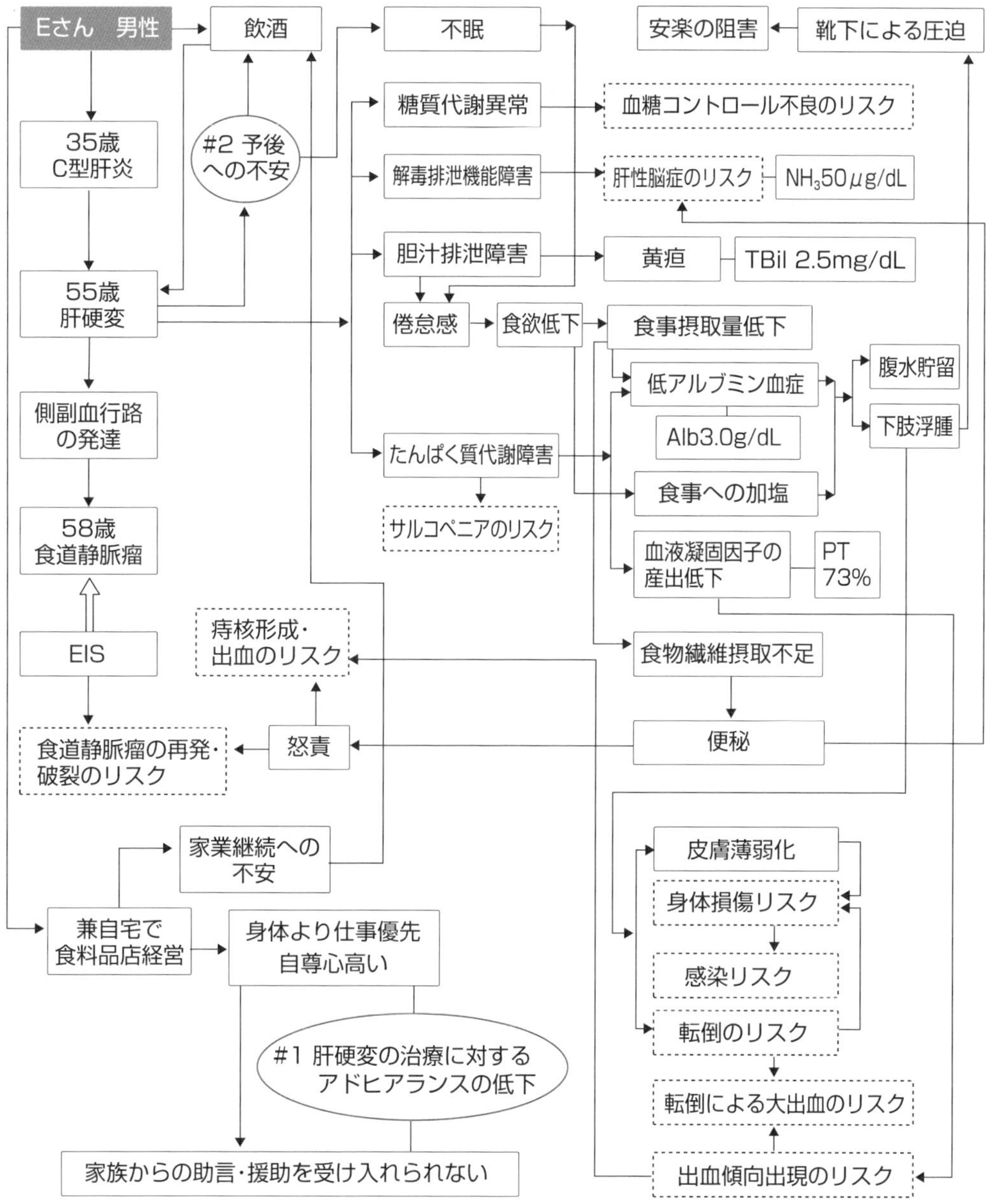

【凡例】

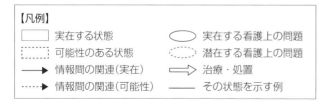

- 実在する状態
- 可能性のある状態
- 情報間の関連(実在)
- 情報間の関連(可能性)
- 実在する看護上の問題
- 潜在する看護上の問題
- 治療・処置
- その状態を示す例

●看護診断

アセスメントの結果、Eさんの肝硬変は中等症であることがわかりました。しかし、肝硬変は長い闘病期間の中、症状の進みが緩徐という病気の特徴から、一般的に患者さんの危機感は薄くなりがちです。Eさんの今回の入院目的は食道静脈瘤に対するEISですので、EIS後の経過が順調であるかどうかが重要です。しかし、退院に際しては、今後の静脈瘤再発予防も含め、肝硬変の進行を遅らせる行動をEさんがとれるかどうかも重要と考えました。入院前の生活状況をアセスメントした結果、Eさんのアドヒアランスを高めることが必要と考え＃１に挙げました。また、Eさんの話を傾聴する中で、長期間治療を受け続ける中で闘病と仕事との両立に常に不安を抱えてきたこと、家族には見せない予後への不安があることがわかってきました。そこで＃２を挙げました。その様相が関連図に示されています。

＃１．肝硬変の治療に対するアドヒアランスの低下
＃２．闘病や予後に対する精神的不安

ここでは、優先度が高いと考えた＃１について看護計画を立案します。

●看護計画

目標：肝硬変の治療に対するアドヒアランスが向上する（3日後）

❶肝硬変の進行や合併症を抑えるために必要な自己管理を説明できる。
❷自己管理で改善が必要な点を述べることができる。
❸自己管理を改善するための具体的方法を述べることができる。

＜観察計画＞

1．倦怠感、疲労感の有無
2．病気や治療の受け止め、理解度
3．退院や仕事復帰への関心、意欲
4．セルフケアに対する言動、意欲、改善が必要だと考えている点、不安や困難感の訴え
5．普段の生活状況
  ・勤務時間、仕事内容、仕事環境、仕事中の休息のとり方
  ・食習慣、普段の食事の形態・内容、水分・塩分摂取状況
  ・怠薬の頻度
6．家族の関係性、家族のサポート状況、家族の知識・理解度
7．栄養士からの食事指導、禁酒外来、カウンセリング、ピアサポートなどのニーズの有無

＜ケア計画＞

1．自尊感情に配慮するため、長期間の闘病をねぎらい、これまでの自己管理を否定しないようにする。そのうえで、肝硬変の進行を予防しながら仕事を続けるためには、今まで以上に丁寧な生活管理が必要である旨を伝え、理解を得る。
2．患者家族に指導するため、退院後に必要な塩分、水分、たんぱく質、脂質の制限について医師に確認する。
3．家族にも日常生活指導に同席してもらえるよう時間を調整する。
4．患者、家族の不安、困難に思っていることなどを傾聴する。
5．ニーズがあれば、食事指導、禁酒外来、カウンセリング、ピアサポートなどを紹介する。

＜教育計画＞

1．食事について
  ・肝機能低下を防ぐため、暴飲暴食を避ける。禁酒は難しければ、まずは週1日でも飲酒をしない日を設けるなど、飲酒の頻度を下げるところから始める。
  ・食欲がない場合は1日3食にこだわらず、分食や間食によって食べられそうなときに少しずつでも摂取する。低栄養悪化防止のため、就寝前エネルギー投与（LES*）として、軽食や濃厚流動食など栄養補助食品を摂取することが有効である。
  ・浮腫・腹水悪化予防のため、医師から指示された塩分・水分の量、たんぱく質の量を

＊LES　Late Evening Snackの略。

守る。
・食道静脈瘤への物理的刺激を避けるため、せんべいなど硬い固形物や、温度の熱いものの摂食を避ける。
・肝硬変患者は、ビブリオ菌で汚染された食品や皮膚からの菌の侵入により敗血症になるリスクが高いため、生肉や生の魚介類は摂取しないこと。

2. 排泄について
・食道静脈瘤の再発、破裂予防のため、努責を避ける。
・努責を避ける、また肝性脳症を予防するため、便秘を予防する。

3. 皮膚の保護と保清
・浮腫のため、皮膚が引き伸ばされ薄くなり、傷つきやすいため、仕事時など動作に注意する。
・きつい靴・靴下は履かないようにする。
・浮腫が生じている下肢は特に保清を心がける。
・掻痒感が出現した場合は、掻かずに受診する。

4. 仕事上の注意
・努責を避けるため、仕事で重いものを持たない。
・安静制限はないが、過度な活動・運動は肝臓に負担をかけるため控える。下肢の浮腫を悪化させないため、休息時は下肢の挙上を心がける。
・下肢の浮腫のため転倒のリスクがあるとともに止血困難のリスクもあるため、仕事場兼自宅の整理整頓を行い、転倒しにくい環境にすること。
・倦怠感があるときは、意図に身体がついていかず足がもつれたりすることがあるので、なるべくゆっくり行動する。

5. 服薬の継続
・処方された薬を、指示どおりに確実に服用する。

6. 異常の早期発見について
・食道静脈瘤の再発、肝硬変の悪化、肝細胞がんの発生を早期に発見するため、定期的な受診を欠かさない。
・食道静脈瘤の破裂の兆候（消化管出血や意識レベルの低下など）、肝性脳症の症状（意識障害、傾眠、昏睡、羽ばたき振戦など）、浮腫や腹水の悪化の兆候（腹部膨満感、呼吸困難）、出血傾向の症状（紫斑の多発）など、急性増悪の兆候がみられたら、定期受診日を待たず受診する。

7. 以上について、家族にも指導し、食生活や力仕事をさせないなど協力を得る。また、Eさんのそばにいて、普段にはない異常な症状がみられたら、すぐに受診するよう伝える。

●実施・評価

看護計画に沿って必要な看護を実施し、OPの内容を観察し、評価日に目標が達成できたか評価します。未達成の場合、再アセスメントにより必要な看護について追加、修正を行いながら対象に必要な看護を提供します。

＜3日後（退院前日）＞

S：「静脈瘤ができるくらい肝硬変が進行しているということなんだな。わかったよ。続くかどうかわからないけど、酒の量と飲む機会は減らしてみるよ。いい加減、酒に逃げてちゃだめなんだな」「肝硬変と便秘はつなげて考えたことなかったな。これからは便秘もしちゃいけないんだな」
妻「お父さんには長生きしてほしいというのが家族の望みだからね。私も肝臓にいい食事作りを頑張るから、お父さんもちゃんと薬飲んで」
長男「おやじ、店の経営はもうわかってきたから、仕事もあまり無理しないで」

O：EIS後5日目。Eさんと妻の希望により、本日、管理栄養士から栄養指導が行われた。Eさんも妻も時折栄養士に質問し、妻はメモをとりながら聴いていた。
店の定休日で訪れた息子と、妻が同席する場で、上記発言あり。
退院薬として下剤が処方されたため、服薬指導を行った。

A：肝硬変の進行度を自覚し、またこれまでの飲酒が逃避行動の表れであったことにも気づくことができ、禁酒に向けた行動を起こす意欲も述べていた。自尊心の高いEさんが、これらを家族の前で表出できたことは大きな前進であり、自己管理の強化につながると考える。便秘予防の重要性については、認識がなかった様子であった。説明後に上記発言あり、理解できていると考えた。以上より目標は達成できたと考える。

P：退院前にもともと服用している肝庇護薬と下剤の服用の指示の理解について再度確認する。また退院後の外来で日常生活管理の継続状況を確認してもらえるよう、外来看護師に入院サマリー記録を引き継ぐ。

参考文献

井上智子・窪田哲朗編：病期・病態・重症度からみた疾患別看護過程＋病態関連図 第3版、医学書院、2016

日本肝臓学会（2016）：肝疾患におけるサルコペニア判定基準（第1版）
https://www.jsh.or.jp/medical/guidelines/jsh_guidlines/sarcopenia （2020.5.29）

日本消化器病学会（2015）：肝硬変診療ガイドライン2015（改訂第2版）
https://www.jsge.or.jp/guideline/guideline/pdf/kankohen2_3.pdf （2020.5.29）

日本消化器病学会（2019）：患者さんとご家族のための肝硬変ガイド
https://www.jsge.or.jp/guideline/disease/pdf/04_kankouhen.pdf （2020.5.29）

山田幸宏他：疾患別看護過程セミナー、サイオ出版、2018

chapter 5

神経・筋疾患

神経・筋疾患は、日常生活に必要となる身体機能や生命維持に
重要な影響を及ぼします。
身体機能の評価や生命維持の判断など全身状態をアセスメントし、
看護診断・計画立案・実施・評価という看護過程を
タイムリーに展開する必要があります。
また、疾患や障害の受容を把握し、
身体的・心理的・社会的支援につなげることが重要です。

脳梗塞

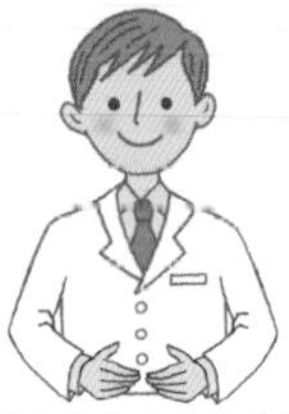

脳梗塞は急性期・慢性期などの病期によって看護診断が大きく異なりますが、急性期では生命維持に直結するため異常の早期発見と全身状態の管理、慢性期では再発作の予防と残存機能を活用したセルフケアの拡大への援助が必要です。

脳梗塞の病態生理、主な症状、検査所見と治療法

●脳梗塞の定義と分類

脳梗塞とは、脳動脈が詰まることで脳細胞が虚血状態になり、壊死する疾患のことを指します。つまり、脳の一部の血液供給が一時的あるいは永久的に減少・消失することにより、神経細胞の不可逆的変化（細胞死）が生じた状態です。脳梗塞は脳血管障害（脳卒中）の虚血性に分類され、①頭蓋内動脈のアテローム硬化症に起因するアテローム血栓性脳梗塞、②心腔内に生じた血栓などが剥離して血流で運ばれ、脳の動脈を閉塞して梗塞を生じる心原性脳梗塞、③脳主幹動脈から分岐する穿通枝1本の支配する領域（基底核・内包・視床または深部白質など）に生じる径1.5㎝以下の小梗塞であるラクナ脳梗塞の3タイプに分類されます（下図）。

▼脳血管障害（脳卒中）の分類

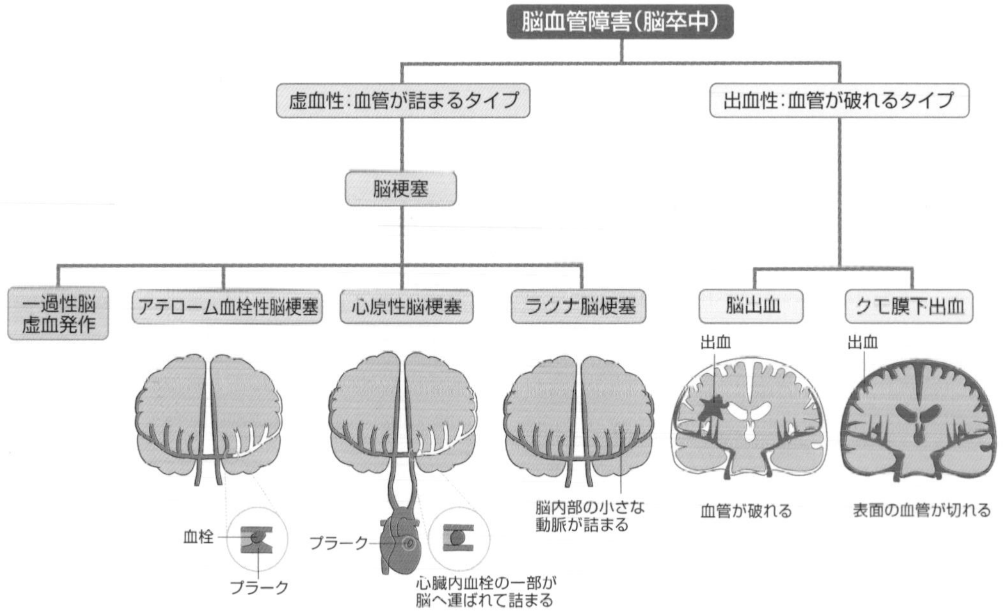

アテローム血栓性脳梗塞は、高血圧・糖尿病・脂質異常症（高脂血症）・喫煙などの危険因子を有し、発生機序としてアテローム硬化巣と血栓の形成が脳動脈を閉塞する血栓性機序、脳主幹動脈などのプラークから剥離した塞栓子が末梢の脳動脈を閉塞することによる塞栓性機序、血圧低下などのために狭窄部より末梢の血流が減少することによる血行力学性機序があります。

脳梗塞の最大の危険因子は高血圧であり、血圧が高くなるほど脳梗塞発症率も増加します。加齢により発症率は増加し、男性の方がリスクは高く、耐糖能異常（糖尿病）はリスクを2～3倍高くするといわれています。喫煙による動脈硬化は脳血流減少・血液凝固亢進・血栓形成促進などの要因を介して脳梗塞発症に影響し、脂質代謝異常（高脂血症）は脳梗塞発症、肥満は脳梗塞による死亡、心疾患は心原性脳梗塞の危険因子と考えられています。

●病態生理

脳は知覚・運動・調節作用などの身体的諸機能を統括、知・情・意など人間の知性すべてを調整する源です。梗塞が生じた脳組織は本来担っていた機能が失われ、神経症状を有します。

脳梗塞の病態生理で大事なことは、脳のどの血管が梗塞されたかを理解し、梗塞された部分よりも先の脳細胞に血液（酸素・栄養）が送り込まれない（次ページ上図）ことによる脳の障害から生じる神経症状をイメージすることです。そのためには、脳動脈の支配領域、障害に支配された中枢神経系（脳・脊髄）の器官と機能・伝導路（次ページ下図）、脳・脊髄から続き全身に分布する末梢神経系（12対の脳神経〈P.89の表〉および31対の脊髄神経）、末梢神経系の運動系と感覚・知覚系への障害を理解することが重要です。

▼脳動脈の走行

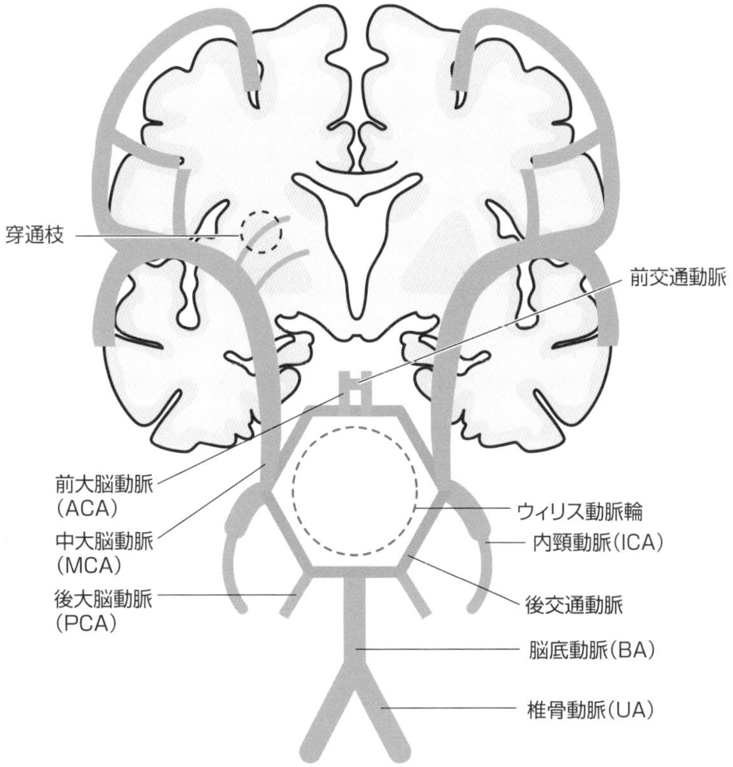

▼中枢神経系（脳・脊髄）の器官と代表的な機能

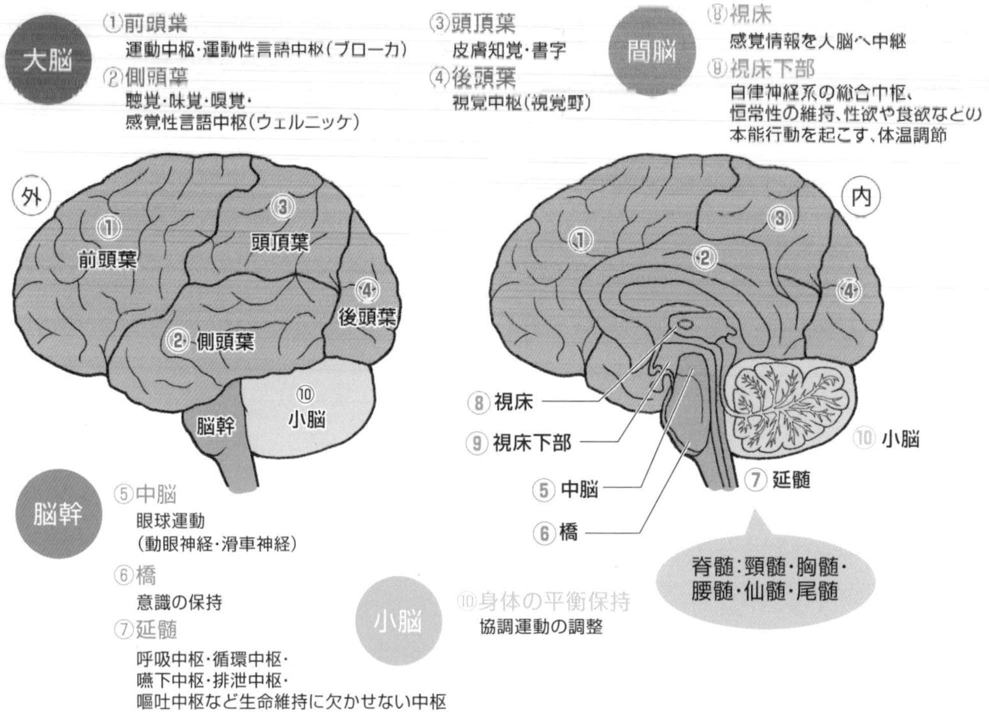

▼錐体路

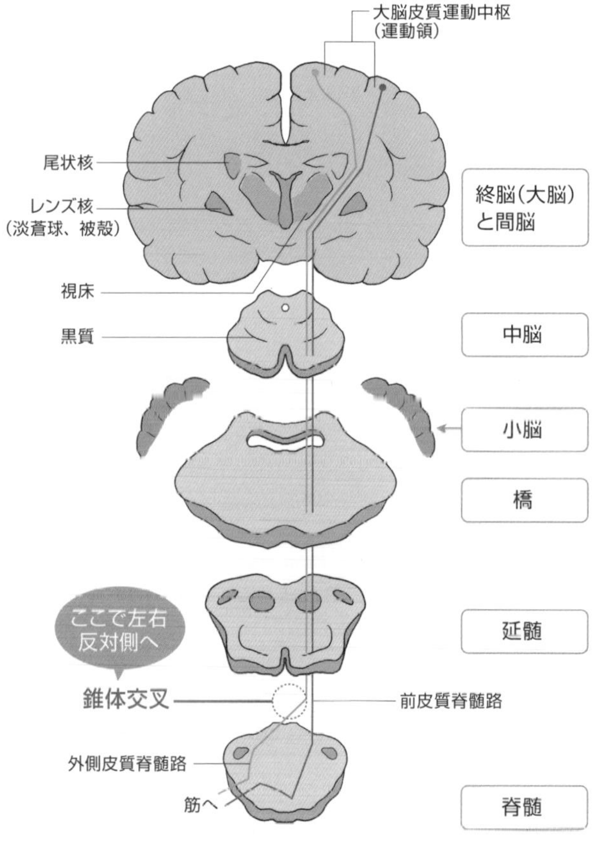

出典：中村充浩著：わかる！使える！バイタルサイン・フィジカルアセスメント、照林社、2019、p.104

運動系は中枢神経系の大脳皮質から内包➡中脳➡橋➡延髄へと情報が伝わり、延髄下部で反対側に交叉（錐体交叉）します（前ページ下図）。末梢の筋、内・外分泌腺に神経情報を伝える神経路を皮質脊髄路といい、遠心性（中枢から末梢へ）の仕組みといわれます。また、顔の筋肉を動かす神経路は皮質延髄路といい、大脳皮質から内包を通り、脳幹で交叉します。神経がどこで交叉されるかを理解し、障害された場所と反対側に症状が生じる情報伝達の仕組みを理解する必要があります。

感覚・知覚系は末梢の感覚受容器からの刺激が脊髄から視床に集められ、内包を通って中枢神経系の大脳皮質感覚野へ神経情報を伝える求心性（末梢から中枢へ）の仕組みです。

▼脳神経系と機能

番号	神経	知覚・運動の別	機能
Ⅰ	嗅神経	知覚神経	嗅覚
Ⅱ	視神経	知覚神経	視覚・視力
Ⅲ	動眼神経	運動神経	上・下・内側への眼球運動、開眼、瞳孔の収縮
Ⅳ	滑車神経	運動神経	斜め下を見る眼球運動
Ⅴ	三叉神経	運動神経・知覚神経	顔面や口腔の感覚、咀嚼・嚥下運動
Ⅵ	外転神経	運動神経	左右（外側）への眼球運動
Ⅶ	顔面神経	運動神経・知覚神経	顔面運動、舌先2/3の味覚、唾液や涙液の分泌
Ⅷ	内耳神経	知覚神経	聴覚・平衡感覚
Ⅸ	舌咽神経	運動神経・知覚神経	嚥下運動、咽頭反射、発語、舌後1/3の知覚・味覚
Ⅹ	迷走神経	運動神経・知覚神経	嚥下、咽頭反射、発語、その他胸腹部などの複数の内臓筋に分布
Ⅺ	副神経	運動神経	首の回転、肩の上下運動
Ⅻ	舌下神経	運動神経	舌の運動

●主な症状

症状は梗塞部位、病変部位の大きさ、頭蓋内圧、全身血圧が関連し、片麻痺・感覚障害・構音障害・失語、脳血管性認知症など梗塞部位に依存した症状が出現します（P.90、91、93の図）。脳血流が30～40%まで低下すると脳機能に影響が生じ、持続することで不可逆性変化（梗塞）となります。病巣部は細胞内浮腫と血管原性浮腫により脳浮腫が生じ、頭蓋内圧亢進症状、悪化した場合は脳ヘルニアが生じます。重症の場合は意識障害がみられ、脳幹部や視床下部、大脳皮質の広範囲な障害が予測され、生命予後に関連する最も重要な症状です。虚血により生じた神経症状の持続時間によって、一過性脳虚血発作（TIA）、可逆性虚血性神経障害（RIND）、完成脳卒中に分類されます。

心原性脳梗塞（心原性脳塞栓症）は急激に太い動脈閉塞が生じるため、完成脳卒中の場合が多く、意識障害を伴います。重度の片麻痺・失語・視野欠損が生じ、広汎な場合、高度な脳浮腫から致死的転帰をとる可能性が高いです。

アテローム血栓性脳梗塞の約40%は前駆症状としてTIAを生じており、症状が数日かけて徐々に進行する場合もあるラクナ梗塞は無症候性梗塞となることがあり、回復はよく、進行性経過は少ないです。

・意識障害

刺激をしても覚醒しない（昏睡）、刺激時のみ覚醒する（半昏睡）等の覚醒障害と、意識内容の障害（せん妄・見当識障害・もうろう状態・錯乱）を評価するためにJCSやGCSを使用します。

▼脳梗塞の症状

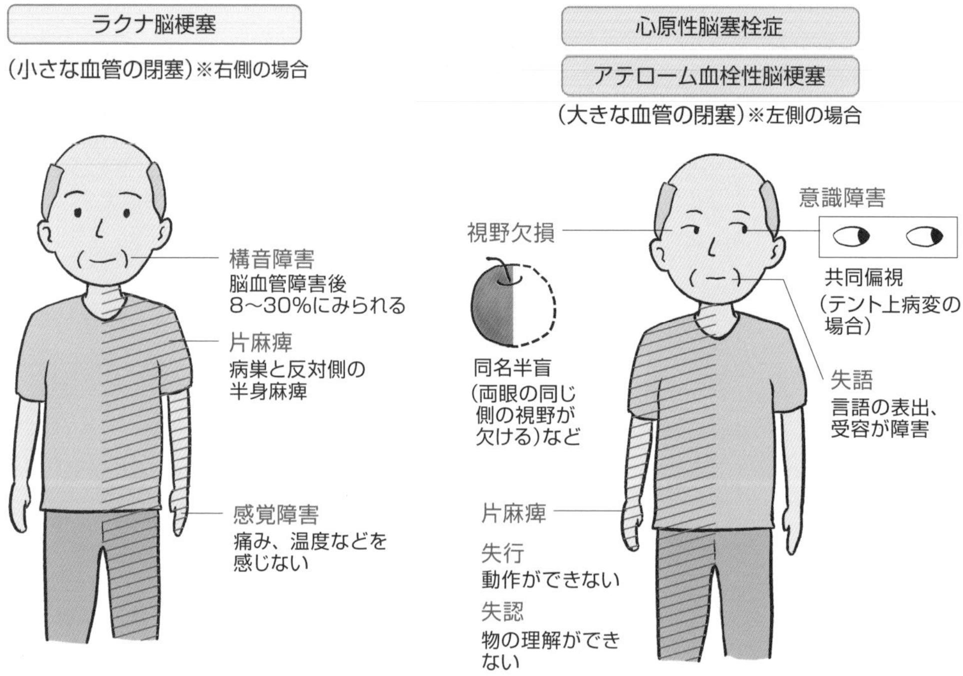

出典：井上智子・窪田哲朗編：病期・病態・重症度からみた疾患別看護過程＋病態関連図 第3版、医学書院、2016、p.1051を参考に作成

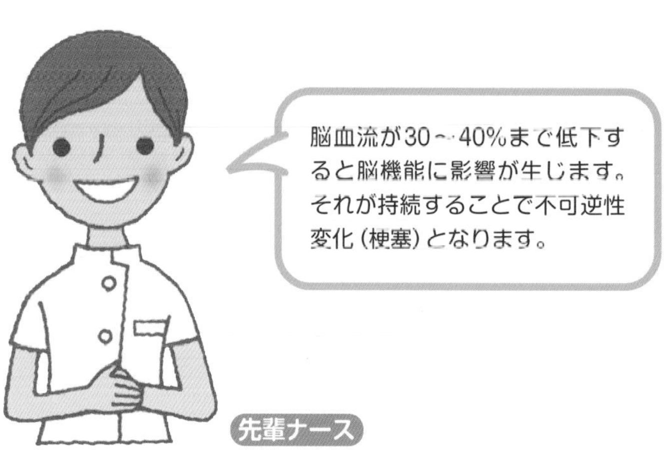

脳血流が30〜40%まで低下すると脳機能に影響が生じます。それが持続することで不可逆性変化（梗塞）となります。
先輩ナース

▼脳動脈の血管支配と神経症候

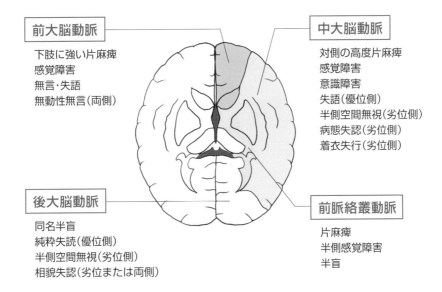

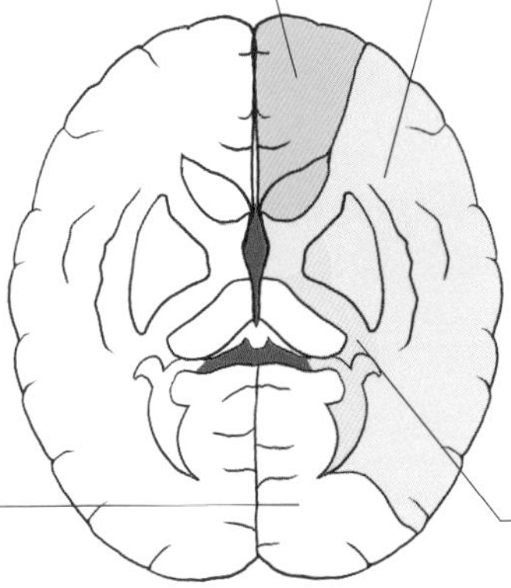

椎骨動脈	同側小脳失調、対側知覚障害・運動失調
脳底動脈	意識障害・四肢麻痺・交代性片麻痺・眼球運動障害
内頸動脈	同側一過性黒内障・対側方運動麻痺・対側知覚障害・失語症

・高次機能障害

①記憶障害（健忘・短期記憶障害・長期記憶障害）、②注意障害（覚醒度・持続力・転導性・転換性注意力低下）、③遂行機能障害、④社会的行動障害（意欲低下・情動コントロール障害・対人関係障害・依存的行動・固執）、⑤失語症（運動性失語・感覚性失語）、⑥失行（運動失行・観念運動失行・観念失行・構成障害・着衣失行）、⑦失認（視覚失認・身体失認）などの障害を指します。半側空間無視は高次機能障害の失認に含まれる障害です。

・脳神経の障害

①顔面の感覚・運動（表情）（三叉神経・顔面神経）、②平衡感覚（内耳神経）、③嚥下障害、④構音障害、⑤視野欠損（視神経・側頭葉・後頭葉）、⑥眼球運動障害（動眼神経・滑車神経・外転神経）などがあります。

1）嚥下障害（94ページの図）

嚥下は口腔期（随意運動）、咽頭期（不随意運動）、食道期（不随意運動）に分類されます。脳神経の中で嚥下に関する神経は、口腔期の三叉神経・顔面神経Ⓐ・舌下神経、咽頭期は延髄にある嚥下中枢で舌咽神経Ⓑ・迷走神経が関与し嚥下反射を誘発、食道期は迷走神経や副神経の支配を受け食道の蠕動運動が生じるため、どの神経が障害されても嚥下障害が生じます。

2）構音障害

発声・発語に関係する神経（三叉神経・顔面神経・舌咽神経・迷走神経・舌下神経）と筋肉の障害により生じ、呂律（ろれつ）不良などが生じます。

3）視野欠損

同名半盲・両耳測半盲・両鼻側半盲・1/4盲・全盲など視神経の障害になります。

・運動機能障害・麻痺

大脳皮質の梗塞は反対側の上下肢や顔面半身に麻痺、橋部の梗塞は一側上下肢・反対側顔面に麻痺、脳幹部の梗塞は両側上下肢、脊髄では両下肢に麻痺が生じます（表A）。ブルンストロームによる麻痺の評価、徒手筋力テスト（表B）による筋力評価、バーセル指数（BI）・機能的自立度評価（FIM）などADL評価が必要になります。

▼表A　麻痺の種類

単麻痺	四肢のうち一肢のみ麻痺
片麻痺	右または左の上下肢の麻痺
両麻痺	身体の対部分が同時に麻痺
対麻痺	両下肢の麻痺
四肢麻痺	四肢すべての麻痺
交叉性麻痺	一側の上肢と対側の下肢の麻痺。延髄錐体交叉部障害

▼表B　MMT：徒手筋力テスト

5	強い抵抗を加えても完全に運動しうる
4	若干の抵抗に打ち勝って運動できるが完全ではない
3	重力に抗して完全に運動できる
2	重力を除いて水平面内で運動すれば完全に運動できる
1	筋収縮は起こるが運動は生じない
0	筋収縮が全く起こらない

・感覚障害（体性感覚）

体性感覚には表在感覚（触覚・温度覚・痛覚）と深部感覚（筋・腱・関節：振動覚・位置覚・運動覚）があります。痛みや温度を知覚できないと危険を認知できず、褥瘡や外傷などの二次障害につながります。

・排泄障害

排尿：膀胱内圧亢進により骨盤神経に刺激が伝達、腰髄・仙髄の排尿中枢から最高排尿中枢の前頭葉皮質➡脊髄➡陰部神経を介して外尿道括約筋に伝達します。また橋にある自律排尿中枢よってもコントロールされています。

排便：直腸内圧が一定値を超え骨盤神経に刺激が伝達、仙髄の排便中枢から視床下部➡大脳皮質で便意を感じ、陰部神経を介して外肛門括約筋へ伝達します。このため神経損傷部位によっては排便障害が生じます。また、排便時の努責による血圧上昇は、抗凝固療法や脳梗塞という誘因により脳出血や出血性梗塞の危険性を招きます。

●主な検査

発症時の状況と症状についてインタビューし、フィジカルイグザミネーションによって意識障害も含め神経学的所見が得られた場合、脳血管障害を疑い、即時にCT・MRI検査による診断を行います。

CT検査：脳出血の診断は容易ですが、脳梗塞では発症後12時間以上経過してから異常を示すため、発作直後のCTに出血が確認できなければ脳梗塞を疑い、MRI検査を施行します。梗塞後12～24時間以降には低吸収域（黒）が出現します。

MRI検査：CTより解像度が高く、急性期脳梗塞の診断（特に発症1～2時間後の超急性期虚血巣の検出）、脳幹部、小脳梗塞、ラクナ梗塞などの描出に優れています。

MRA（磁気共鳴血管造影）：頭蓋内主要血管狭窄、閉塞所見、頸動脈病変を低侵襲に検索します。

▼脊髄神経・自律神経の構造

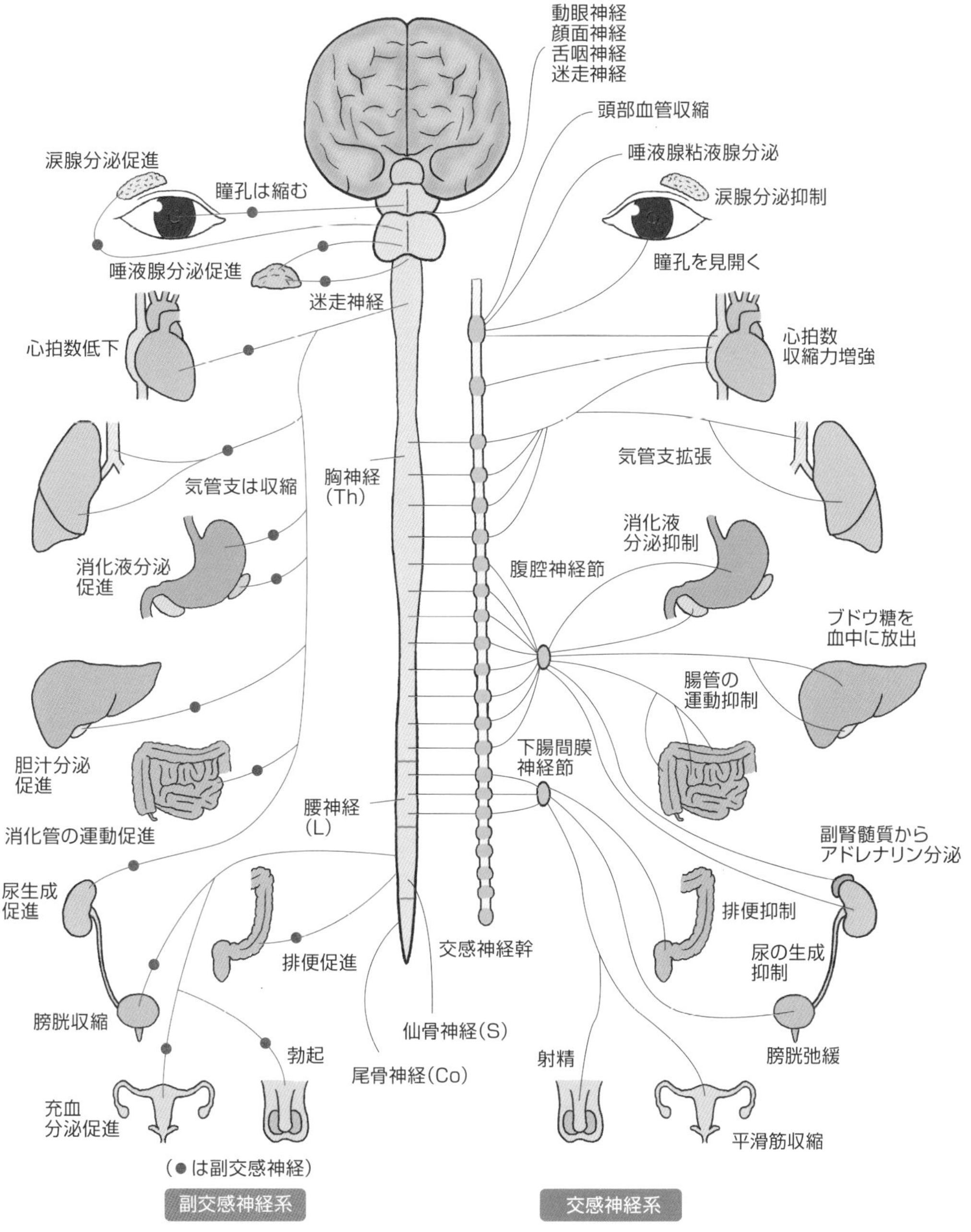

出典：阿部俊子・山本則子：病態関連図が書ける 観察・アセスメントガイド、照林社、2015、p.48を参考に作成

▼摂食・嚥下の仕組み

接触・嚥下の各期			脳神経
先行期	口へ運ぶ量、口へ運ぶ速さ、噛む力 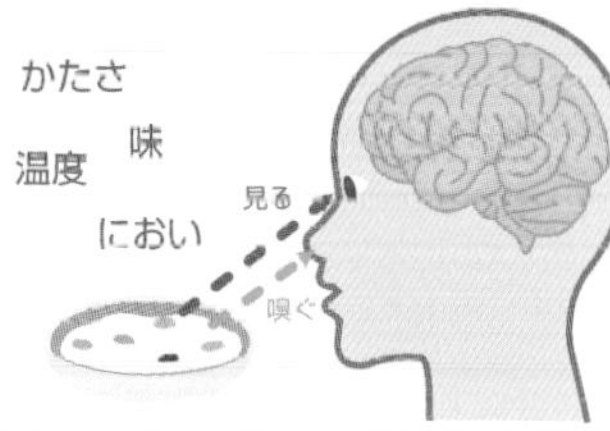 	・視覚や嗅覚から食物を認識する ・口を開ける	・Ⅰ嗅神経、Ⅱ視神経 ・Ⅴ三叉神経、Ⅶ顔面神経
準備期	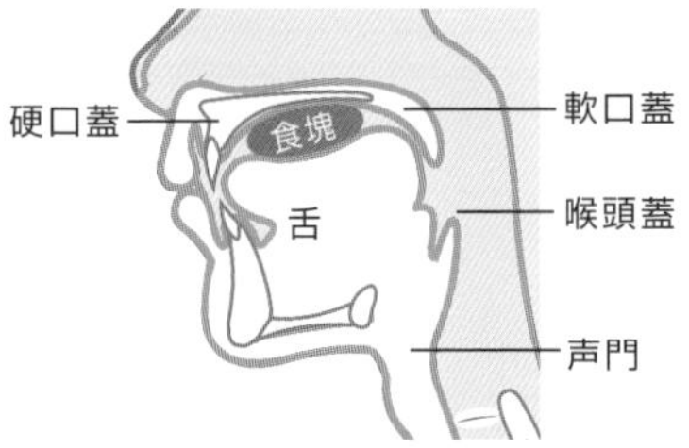 	・口腔内の感覚受容器で食物を感知する ・口唇が閉じる ・咀嚼する ・唾液が分泌される ・舌で食物と唾液を混ぜ合わせ、食塊を作る	・Ⅴ三叉神経、Ⅸ舌咽神経 ・Ⅶ顔面神経 ・Ⅴ三叉神経 ・Ⅶ顔面神経、Ⅸ舌咽神経 ・Ⅻ舌下神経
口腔期	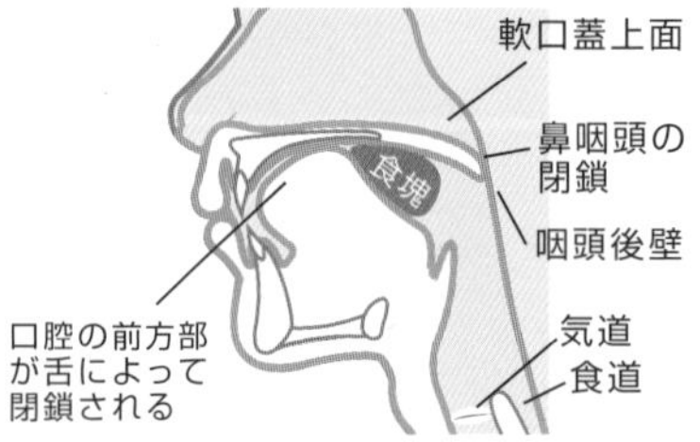 	・舌で食塊を口腔の奥に送る ・軟口蓋と咽頭後壁が動き、鼻腔を塞ぐ	・Ⅻ舌下神経 ・Ⅴ三叉神経 Ⅶ顔面神経
咽頭期	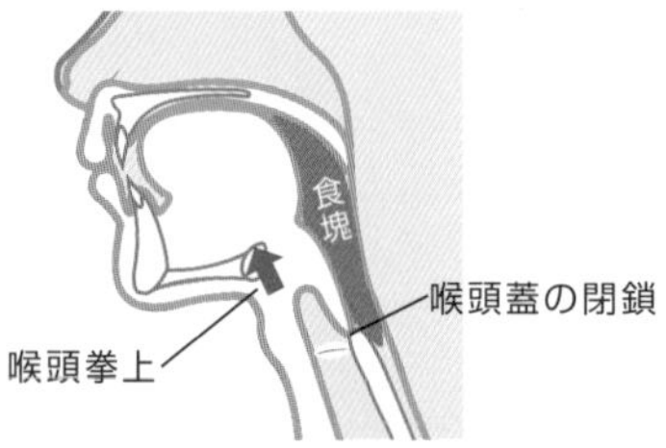 	・舌後部が隆起し、同時に喉頭が挙上し食塊が食道方向へ押される ・喉頭蓋が気道を塞ぐ	・Ⅸ舌咽神経 ・Ⅹ迷走神経 ・Ⅹ迷走神経
食道期	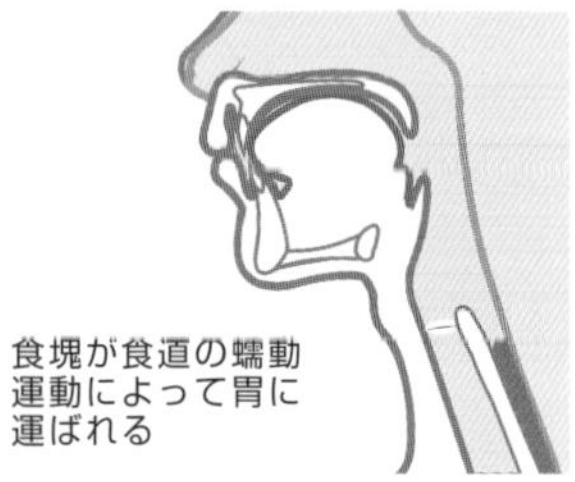 	・食道口が開き食塊が食道へ移動する	・Ⅹ迷走神経

出典：阿部幸恵：症状別病態生理とフィジカルアセスメント、照林社、2015、p.119

● **治療**

脳梗塞の急性期では虚血脳の血行改善を目的とした血栓融解療法、抗凝固療法、脳損傷予防、慢性期では再発予防のための抗血小板療法、危険因子のコントロールを行います。

● **急性期の内科的治療**

発症から4時間30分以内であれば、血栓融解療法としてt-PA（組織プラスミノーゲン活性化因子）の静注療法を行います。t-PA投与により血管内の血栓が融解し脳血流の回復を促しますが、発症から時間が経過して血管・脳組織に損傷がある場合、出血性疾患がある場合は、再灌流時に出血を引き起こす可能性が高いためt-PAは適応外になります。発症から4～6時間経過後は抗凝固療法、抗血小板療法、抗脳浮腫療法（D-マンニトール、グリセオール）、脳保護薬の使用が行われます。この時期の脳血流量は血圧変動に依存するため、血圧管理・呼吸管理・尿量確保・血管確保に努めます。

● **急性期の外科的治療**

小脳梗塞などで急性水頭症が生じている場合は脳室ドレナージ術、一側大脳半球に及ぶ梗塞で進行する脳浮腫がある場合は開頭外減圧療法を行う場合もあります。

● **慢性期の内科的治療**

再発を防ぐための予防的薬物治療として、血小板凝集抑制薬、抗凝固薬などを使用します。また脳梗塞後の抑うつ状態・意欲減退・自発性低下に対しては脳循環代謝改善薬・抗うつ薬・ドパミン遊離促進薬などを使用します。高血圧は再発の重要な危険因子のため140/90mmHg未満を目標とします。

▼脳梗塞の病型と治療の特徴

経過時間	アテローム血栓性脳梗塞	心原性塞栓症	ラクナ梗塞
～4.5H	血栓融解療法（アルテプラーゼ静注）	血栓融解療法（アルテプラーゼ静注）	血栓融解療法（アルテプラーゼ静注）
4.5～6H	血栓融解療法（ウロキナーゼ局所動注療法）	血栓融解療法（ウロキナーゼ局所動注療法）	
急性期	脳保護療法	脳保護療法	脳保護療法
	抗血小板療法／抗凝固療法	抗凝固療法	抗血小板療法
	抗脳浮腫療法	抗脳浮腫療法	
慢性期	抗血小板療法	抗凝固療法	抗血小板療法

出典：医療情報科学研究所：薬がみえる vol.1、メディックメディア、2014、p.193を参考に制作

● **抗脳浮腫療法**

脳浮腫を軽減させる目的で、浸透圧利尿である高張グリセロールやマンニトールを使用し、血管内の浸透圧を高め、脳組織内の水分を血管内に誘導し、むくみを軽減させます。

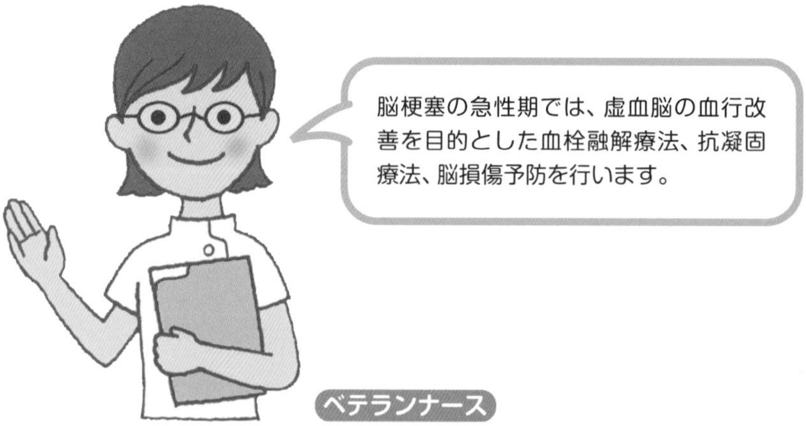
脳梗塞の急性期では、虚血脳の血行改善を目的とした血栓融解療法、抗凝固療法、脳損傷予防を行います。
ベテランナース

column

脳梗塞発症後の脳浮腫

脳梗塞の発作後は、脳のむくみ（脳浮腫）が始まり、2～4日後にピークに達します。脳は硬い骨で覆われているため、むくみが強くなると頭蓋骨の中の圧力（脳圧）が高くなり、頭蓋内圧亢進症状（①頭痛、②悪心・嘔吐、③うっ血乳頭）が出現します。さらに悪化すると脳ヘルニアとなり、生命維持機能の喪失に直結します。脳ヘルニアでは意識レベルの低下（混濁から昏睡）、瞳孔異常（瞳孔不同から散大、対光反射消失）、収縮期血圧上昇・脈圧拡大・徐脈（クッシング現象）、深い呼吸からチェーン・ストークス呼吸、体温上昇が生じます。脳浮腫からの不可逆的変化を見逃さないために、呼吸中枢である延髄、瞳孔に影響する脳神経、大脳視床下部にある体温調節中枢などへの影響を把握する目的でバイタルサインを測定します。

脳梗塞の事例紹介

Mさん（男性、71歳、右利き）入院2020/3/6

【診　断】（心原性）左中大脳動脈塞栓症（右上下肢不全麻痺＋運動性失語）、心房細動

【主　訴】意識障害、右片麻痺、構音障害

【既往歴】（慢性）心房細動（3年前の検診時に指摘。精査は受けていない）

【嗜好歴】飲酒：日本酒2合/日、喫煙：25本/日 45年間（10年前に禁煙）、甘いもの好き

【アレルギー歴】なし

【内服薬】なし

【家族歴】家族構成：妻（68歳）と二人暮らし。長女夫婦・孫は市内に在住（車で30分）

【病　歴】3月6日午後4時頃、トイレに行く途中に突然意識を消失、5分間全く反応がなかった。意識回復後、右上下肢に力が全く入らず、言葉も出ないことに妻が気づき救急車で搬入。

【入院時】病院到着は午後5時30分。意識レベルJCSⅠ-3、前額部の左右差はないが下部顔面は右側で筋緊張の低下あり。右半側空間無視、左共同偏視、指示に応じて眼の開閉はできるが、発語はなし（構音障害評価不能。重度の運動性失語）。

右上下肢MMT：右半身で三角筋4、上腕二頭筋4、腸腰筋4、大腿四頭筋4と軽度不全麻痺あり。痛覚に対する左右差なし。NIHSS 7点（意識水準2点、注視2点、顔面麻痺 1点、上肢の運動〈右〉1点、下肢の運動〈右〉1点）。

【主要な検査所見】

血液・生化学検査で特記すべき異常所見はない。

凝固系：FDP・Dダイマー軽度上昇している。

脂質：異常はない。

胸部X線写真：CTR=60%、肺野に異常はない。

心電図：心房細動、心エコー：左心房拡大を認める、心機能に異常はない。

頸動脈超音波：軽度動脈硬化性変化を認める。

$CHADS_2$スコア（心房細動による脳梗塞発症リスクを評価するスコア）3点。

画像所見：入院時MRI・DWI（拡散強調画像）で左側頭葉を中心とした部位にMCA領域1/4程度の淡い高信号域あり。頭部MRAにて左中大脳動脈の途絶あり。

【性　格】入院前も身の回りのお世話は妻が担い、生活のリズムに関しては頑固。活動に対して消極的、日中は寝ていることが多い。現在、運動性失語があり、指の動作や首振りにて拒否を示す。

【治　療】ヘパリン（抗凝固療法）、グリセリン（抗脳浮腫療法）、エダラボン（脳保護療法）、補液で治療を開始、計7日間継続。病院到着時は発症後1時間半だったが、麻痺の急激な改善を認めたのでt-PAは施行なし。再発予防として入院5日目からヘパリン持続点滴に変えてワルファリン内服を開始。ワルファリンコントロール目標はINR=2.0〜3.0。

脳梗塞患者の看護過程

■情報収集とアセスメントの視点

脳梗塞では、梗塞された血管、梗塞された部分よりも先の脳細胞の障害、脳の障害により生じる神経症状をイメージすることで、ヘンダーソン14項目のそれぞれにおいて、必要な情報（S・O情報）の抽出、アセスメント（情報の解釈・分析）がしやすくなります。

神経・筋疾患は日常生活に必要となる身体機能や生命維持に重要な影響を及ぼすことから、アセスメントの視点として、まずは常在条件・病理的状態によりMさんに起こりえる状態を整理してから、ヘンダーソン14項目の枠組みごとにアセスメントします。アセスメントの際には、①得られた情報の解釈（正常・異常）、②なぜその状況が生じているのか（保てているのか）について原因・誘因から情報を解釈・分析、③今後の予測（よい状態、変化する可能性、リスク）により、対象のニーズの充足・未充足を判断し、看護問題の明確化につなげることが重要です。

1）常在条件

年齢、性別、疾患や病態以外の身体的・心理的・社会的状態（本人・家族の障害の受け止め、生活に対する不安、リハビリに向けた本人・家族の目標、健康管理行動、経済的負担、家族への支援など）。

老年期：環境の変化や治療に伴う安静、高次機能障害により認知機能の低下が生じやすい。介護の課題も起こりやすいため、医療だけでなく、家族、福祉や行政との連携の情報も必要になります。

身体・心理的状態：心原性脳梗塞は、発症が突発的で障害が残りやすいため（長期化）、疾患や障害の受容、環境適応力の低下を把握し、身体的・心理的状態への支援のためのアセスメントが必要になります。

コンプライアンス：抗血栓療法や動脈硬化予防、血圧変動に対してのコンプライアンスの低さは脳梗塞の再発や合併症のリスクを高めるため、教育的関わりに関するアセスメントが重要です。

社会的状態：継続的な治療やリハビリテーションのための経済的・環境的負担、社会的役割の変化に対する情報が必要になります。

2）病理的状態

脳梗塞部位に応じた症状

①バイタルサイン（生命兆候）は、意識障害をアセスメントするために覚醒度と意識内容、呼吸状態、血圧変動、脈の状態、瞳孔の観察（瞳孔の大きさ・位置、直接・間接対光反射、瞳孔の位置）により、中枢神経（脳・脊髄）と末梢神経（脳神経・脊髄神経）への影響を観察します。

②高次機能障害は、記憶・判断などの知的能力の低下、記憶障害、言語認識・計算・判断などの障害、遂行能力・意欲の低下、動作を部分的に忘れる失行、言語として表現できない・文字を読めない・物の名前が言えないなどの失語、半側空間無視などの失認が、アセスメントの視点になります。

③脳神経機能の障害では顔面神経麻痺など発語に関する神経や筋の障害によりうまく話せない構音障害がアセスメントのポイントです。また、口唇や舌の動き、咀嚼運動の準備期、軟口蓋と咽頭後壁の動きである口腔期、嚥下運動やむせなど咽頭期・食道期の機能低下による摂食・嚥下障害では、誤嚥や窒息、栄養摂取量低下・水分摂取量低下による脱水などがアセスメントのポイントになります。また、眼球運動障害による瞳孔異常も重要です。

高次機能障害＋脳神経障害：構音障害や失語からコミュニケーションがうまくいかず、いらいらや感情失禁、うつ状態の症状を引き起こします。失認や視野欠損・瞳孔異常などの視野障害による遠近感の困難、危険物に気づけない、転倒や外傷の危険性、ADLの低下が考えられます。

④運動麻痺・感覚障害では四肢・体幹の筋力低下、関節可動域の制限、麻痺、知覚障害、体幹バランス障害による日常生活動作の低下に対する安全・安楽・自立の視点が重要になります。

⑤排泄障害では神経筋障害による尿意・便意や排尿・排便感覚の有無、機能性尿失禁、残尿感、排尿回数増加、失禁状態、機能性便秘など排尿障害・排便障害の視点が必要になります。

3）脳梗塞の再発

血圧管理

急性期内科的治療：脳循環自動調節能として、血圧変動があっても脳の血流量を一定に保つ働きがありますが、脳梗塞によって障害されると脳血流が血圧に左右されるようになります。降圧は灌流量が低下し、梗塞巣を拡大する危険があるため、収縮期血圧を160～180mmHgに調節します。また、収縮期血圧が200mmHg以上では出血性梗塞の可能性が高くなります。

慢性期内科的治療：一般的な降圧目標は140/90mmHg未満、糖尿病や蛋白合併例は130/80mmHg未満が目標となります（日本脳卒中学会「脳卒中治療ガイドライン2015」）。

呼吸管理

低酸素や二酸化炭素過多は脳浮腫を助長させる危険があります。

水分出納管理

脱水状態では体内の赤血球が凝集しやすく、脳梗塞が広がったり新たな脳梗塞が起こる可能性があります。水分の過剰投与は脳浮腫の増悪の可能性があるため、水分出納管理が必要です。

治療薬の効果・副作用

頭蓋内圧を亢進させる脳浮腫防止のための抗浮腫療法、血栓を融解するための血栓融解療法、血栓形成防止のための抗血小板療法（脳動脈内に血栓ができるアテローム血栓性・ラクナ梗塞）、血栓生成の抑制を図るための抗凝固療法（心臓内に血栓ができる心原性脳塞栓症）、抑うつ状態や意欲減退に対する脳循環代謝改善薬・抗うつ薬、細胞障害から脳を保護し梗塞巣の拡大を防ぐ脳保護療法のそれぞれについて、効果・副作用を確認します。また、慢性期では、内服中断がないか、確実に内服して症状がコントロールされているか（薬が多すぎていないか、副作用が生じていないか）、といった本人の理解度とコンプライアンスの確認が重要です。

危険因子への対応

禁煙により脳卒中の罹患率・死亡率は減少します。脳梗塞二次予防の至適血糖値は126mg/dL未満、LDLコレステロールの低下は脳梗塞を減少させます。

●脳梗塞の主な合併症・二次的合併症

①誤嚥性肺炎、②消化管出血（ステロイド薬の影響・刺激）、③感染症（特に呼吸器系・泌尿器系）、④電解質異常、⑤痙攣、⑥褥瘡、⑦浮腫、⑧関節拘縮、⑨筋力低下、⑩脱臼、⑪認知症。

●ヘンダーソンの14項目の枠組みでの包括的アセスメント

【病理的状態】

【診　断】（心原性）左中大脳動脈塞栓症（右上下肢不全麻痺＋運動性失語）、心房細動

【病　歴】3月6日午後4時頃、トイレに行く途中で5分間意識消失。意識回復後、右上下肢脱力、失語にて救急車で来院。

【入院時】午後5時30分病院到着。意識レベルJCSⅠ-3、前額部の左右差なし。下部顔面の右側は筋緊張低下。右半側空間無視、左共同偏視、指示に応じて眼の開閉はできるが、発語はなし（構音障害評価不能。重度の運動性失語）。

右上下肢MMT：右三角筋4、右二頭筋4、右腸腰筋4、右大腿四頭筋4、軽度不全麻痺あり。痛覚左右差なし。NIHSS 7点（意識水準2点、注視2点、顔面麻痺1点、上肢の運動〈右〉1点、下肢運動〈右〉1点）。

【画像所見】入院時MRI・DWI（拡散強調画像）で左側頭葉を中心とした部位にMCA領域1/4程度の淡い高信号域あり。頭部MRA（磁気共鳴血管撮影法）左中大脳動脈途絶。

【治　療】ヘパリン持続点滴、グリセリン、エダラボン、補液治療を計7日間。再発予防として入院5日目からヘパリン持続点滴に変えてワルファリン内服。

【病理的状態からのアセスメント】

心房細動では心房の確実な収縮が行われず、心房の血液を効率よく心室に駆出できない。左心房内で停滞する血液から血栓が形成、脳血管を塞栓、心原性脳梗塞による急激な意識障害と考えられる。

中大脳動脈の皮質枝は、眼窩回の外側領域、下前頭回、中前頭回、中心前回と中心後回の大部分、上頭頂小葉、下頭頂小葉、側頭極を含む上側頭回と中側頭回に分布する。左（優位半球）下前頭回（ブローカー野）は言語中枢を担い、ブローカー野が障害されると運動性失語が生じるため、Mさんも当該領域に障害が生じたと考えられる。

皮質枝分岐部近くでの梗塞は、上肢と顔面に顕著な反対側の片麻痺、反対側の位置感覚および識別性の触覚の消失をきたすとされる。Mさんは発症時ほぼ完全麻痺があったが、再開通が起きて来院時には麻痺の症状が軽減したと考えられる。しかし右下部顔面・右上下肢不全麻痺、半側空間無視、左共同偏視、失語は残存したと考えられる。脳塞栓の再発率は非常に高く、$CHADS_2$スコア3点の場合、年間の脳梗塞発症率は約6%であることから、ワルファリンによる再発予防が必要だと考えられる。

▼ヘンダーソンの枠組みによる包括的アセスメント

ヘンダーソンの枠組み（基本的欲求）	アセスメントに必要な主観的情報（S）客観的情報（O）（入院4日目：3月9日）	アセスメント（情報の解釈・分析）①情報解釈（正常・異常）、②情報分析（原因・誘因）、③今後の予測（リスク）＊下線は看護問題に直結するアセスメント
1. 正常に呼吸する（循環含む）	S：「だ、大丈夫」 O： ・JCS1-1、GCS:E4V4M6、瞳孔3mm正円、直接・間接対光反射あり、瞳孔不同なし、頭痛・嘔吐なし（麻痺評価は2.と4.を参照）。 ・呼吸回数18回/分・規則的・胸式呼吸・努力呼吸（鼻翼・口・すぼめ・補助呼吸筋使用）なし・胸郭の動き左右対称・やや浅い。$SpO_2$97%。気管呼吸音・気管支肺胞呼吸音・肺胞呼吸音は左右差・副雑音・呼気延長・増強なし。 ・血圧：156/88mmHg（入院後の収縮期血圧は150～160mmHgにて安定）。 ・動悸・眩暈なし、疲労感ややあり。 ・脈拍：82回/分。規則的。脈拍の強さ2+。左右差なし。 ・心電図モニター：発作性AF（①P波が視認できない、②基線に不規則で細かい振れ〈細動波：f波〉、③RR間隔が不整で規則性がない〈絶対不整〉、QRS-T波：正常）が3/8 22時に30秒あり。 ・浮腫（脛骨・足背）なし。足背動脈触知可能（2+）、左右差なし。やや冷感あり。	**【意識】【呼吸】** 意識レベル、瞳孔所見、麻痺は入院時より改善、前日と変化なく、頭痛や嘔吐ないことから、治療により脳圧は維持できていると考えられる。呼吸状態（回数・リズム・深さ・型・呼吸音・呼気吸気の比）、酸素飽和度は正常範囲内であり、呼吸苦もないことから、正常で安楽な呼吸ができていると考えられる。しかし、低酸素や二酸化炭素過多、脳梗塞後4日目による脳浮腫の助長、酸素を運搬する循環動態の変化、梗塞部位の広がり、再梗塞により今後、意識状態や呼吸状態（中枢神経）と末梢神経に影響を及ぼす危険性は継続している。 **【循環・血圧管理】** 疲労感はあるものの、動悸、眩暈、息切れなく、脈拍回数、リズム、強さ、左右差は正常範囲内である。また、脳梗塞により脳循環自動調節能は障害されている可能性があるが、血圧が150～160mmHg、足背動脈2+、左右差なしであることから心拍出量・脳血流は保持できていると考えられる。しかし、過去に心房細動を指摘されたこと、心原性脳塞栓症であること、$CHADS_2$スコア3点、心電図モニター上、発作性AFが認められたことから、心房が十分に収縮できず心室への血液駆出低下による血行動態の低下・心拍出量減少に伴う血圧・脳血流低下を招く可能性があるため、循環は異常があると考えられる。

ヘンダーソンの枠組み（基本的欲求）	アセスメントに必要な主観的情報（S）客観的情報（O）（入院4日目：3月9日）	アセスメント（情報の解釈・分析）①情報解釈（正常・異常）、②情報分析（原因・誘因）、③今後の予測（リスク）＊下線は看護問題に直結するアセスメント
2.適切に飲食する	S：「あんまりお腹がすかない」 O： ・身長163.0cm、体重59kg、BMI22.21 ・常食1600kcal、7～8割摂取。輸液から300kcal/日（推定1420～1580kcal/日） ・経口水分量500～800mL/日、輸液total1000mL/日（推定in1500～1800mL/日） ・血液データ：TP6.8 g /dL、Alb4.2g/dL、BS78mg/dL（空腹時）、HbA1c5.5%、Na138、Cl102、K4.0 ・一部義歯あり（取り外し可能） ・嗅覚：におい感じる ・視覚：右半側空間無視 ・右側の食べ物を食べ残す ・左を向く傾向にある（右を向かない） ・長時間同一姿勢にて右側に傾く ・口腔ケアは声掛けにて自身で実施可能だが、確認すると右側に軽度食物残渣あり ・口腔内：口腔粘膜・歯・歯肉に出血・腫脹・潰瘍・発赤なし。舌苔（ぜったい）軽度あり ・前額部左右差なし。顔面右に筋緊張低下 ・咬筋の動き：右側緩慢 ・顔面知覚：左右差なし ・頬の動き：右側のふくらみが不十分 ・口角右側下垂、口蓋垂やや右に偏り ・軟口蓋は左のみ挙上・口蓋垂左に偏位 ・舌：口内で左に偏る、突き出しで右に偏る ・食事は右手（利き手）でスプーンを使用し、自己にて摂取（箸使用にて、時折、口腔内までに食物を落とすことあり） ・食べこぼしはないが、右口角より少量流涎（りゅうぜん）あり ・口腔内の食物の咀嚼可能だが、咀嚼に時間がかかり、飲み込みは数回かかる	**【栄養・水分摂取量】** 常食1600kcal、7～8割摂取、輸液から300kcal/日であることから栄養量は推定1420～1580kcal/日である。また、経口水分量500～800mL、輸液total 1000mLより推定in量は1500～1800mL/日である。飲水量、BMI22.21、TP6.8g/dL、Alb4.2g/dLが基準値範囲内であることから、栄養状態や電解質に異常を示すデータはない。しかし、厚生労働省「日本人の食事摂取基準（2015年版）」の70歳以上男性・身体活動レベルⅠでの<u>推定エネルギー必要量1850kcalより少ないこと、咀嚼や嚥下に時間を要することによる本人の意欲低下、舌苔による味覚低下、活動量低下・病院食による食欲低下から食事摂取量がさらに減少し、今後、栄養状態悪化や体重減少につながる可能性がある。</u> **【摂食・嚥下障害】** においを感じることから第Ⅰ（嗅神経）には問題がない。しかし、右半側空間無視があり右側の食べ物を残すことから第Ⅱ（視神経）、顔面の知覚左右差はないが咬筋の動きに左右差があることから第Ⅴ（三叉神経）、頬の動き・口角の位置に左右差があることから第Ⅶ（顔面神経）、口蓋垂・軟口蓋の左右差から第Ⅸ（舌咽神経）・第Ⅹ（迷走神経）、舌に偏位がみられることから第Ⅻ（舌下神経）に問題があると考えられる。また流涎があり、<u>咀嚼・飲み込みに時間がかかることからも、咀嚼・嚥下機能として、摂食の5期モデルの先行期（認知）、準備期（咀嚼）、口腔期、咽頭期、食道期に問題があり、嚥下反射も低下している可能性が高く、誤嚥や窒息の危険性があると考えられる。</u>

ヘンダーソンの枠組み（基本的欲求）	アセスメントに必要な主観的情報（S）客観的情報（O）（入院4日目：3月9日）	アセスメント（情報の解釈・分析）①情報解釈（正常・異常）、②情報分析（原因・誘因）、③今後の予測（リスク）＊下線は看護問題に直結するアセスメント
3.あらゆる排泄経路から排泄する	S：「は、早く一人で、行きたい」 O： ・排便1回/2日（自然排便・やや硬便・中等量）、下剤使用なし。 ・腸蠕動音「ぐるぐる」が15秒で1回。 ・腹部膨満なし。 ・腹部皮膚に発疹・出血・静脈怒張なし。 ・尿意あり、失禁なし、残尿感なし。 ・排尿7回/日、夜間1～2回/日（1回200mL程度、推定Out1400mL） ・尿性状：淡黄色、臭気なし。 ・BUN18、UA4.1、Cr0.8、尿たんぱく（—）、尿糖（—）、尿比重1.020 ・認識：尿意・便意があるときはナースコールを押して看護師を呼ぶ。 ・排泄動作：付き添い歩行にて移動時ふらつきなし、起立動作可能、下衣上げ下げ時見守り、座位時手すりにつかまり可能。左側にトイレットペーパーや操作パネルがある場合、準備、拭き取り可能だが、右側にある場合は声掛けが必要。	**【排便】【血圧管理】** 自然排便1回/2日（やや硬便・中等量）排泄できており、腸蠕動良好であることから排便機能に関する延髄・迷走神経・仙髄・骨盤神経・陰部神経・交感神経・副交感神経には問題は生じていない。しかし、やや硬便であること、食事・水分量低下により今後さらに硬化する可能性があり、抗凝固療法中、脳梗塞ということから排便時の努責による血圧上昇は脳出血や出血性梗塞の危険性を招く。 **【排尿】** 尿意・残尿感・排尿回数・尿性状は正常範囲内であることから、排尿機能に関する橋・胸腰髄・下腹神経・仙髄・骨盤神経・陰部神経・交感神経・副交感神経には問題は生じていない。また電解質異常・腎機能低下を示す検査データはないことから排尿障害は起こっていないと考えられる。 **【水分出納バランス】** 推定In/Outバランスは＋100～300mLであるが、発汗や不感蒸泄を考えると水分出納バランスに問題はないと考えられる。 **【安全】** 安静度が付き添い歩行であることに対して、尿意・便意時はナースコールを押すことができており、移動時のナースコールの必要性、危険性を理解できている。しかし、「一人で行きたい」という発言から、介助に対して心理的負担（自尊心・自立・不快）が生じている。また移動時ふらつきなく、見守りにて実施できているが、右側にトイレットペーパーや操作パネルがある場合、声掛けが必要であることから、右半側空間無視により右側の障害物に気づかずに転倒・ぶつかる危険性がある。

ヘンダーソンの枠組み（基本的欲求）	アセスメントに必要な主観的情報（S）客観的情報（O）（入院4日目：3月9日）	アセスメント（情報の解釈・分析）①情報解釈（正常・異常）、②情報分析（原因・誘因）、③今後の予測（リスク）＊下線は看護問題に直結するアセスメント
4.身体の位置を動かし、またよい姿勢を保持する	S：「妻。歩く。公園で。退院したら」「めんどくさい。寝てたい」 O： ・脊柱正中位・彎曲なし。 ・肩・腸骨の位置：右側やや下降。 ・関節腫脹なし、熱感・疼痛なし。 ・関節可動域（ROM）：リハビリ時に測定し、すべて正常範囲内との記述あり。 ・安静度：歩行時見守り歩行。 ・左上下肢（健側）MMT5 ・右上下肢（患側）MMT：三角筋・上腕二頭筋・上腕三頭筋・中殿筋・股関節の内転筋群・大腿二頭筋・大腿四頭筋4。 ・バレー徴候：左上下肢保持可能。右上下肢15秒程度でやや下降。軽度不全麻痺あり。 ・痛覚・温覚・触覚左右差なし。 ・寝返り・起き上がり・起立は見守り。 ・端座位は20分程度可能だが、徐々に右側に傾く。 ・右半側空間無視、左共同偏視。 ・歩行時は手すりを使用し安定。手すりなしでも歩行可能だが、右に注意を向けられない、障害物に気づかない、右に曲がれない、徐々に左側に寄っていく。 ・リハビリ1回/日、30分程度リハビリ室で理学療法士と実施だが、促されてようやく実施しており、積極的な活動はない。 ・10分くらいで集中力が途切れる。	**【移動、体位の保持、運動麻痺】** 左側（健側）はMMT、関節可動域、バレー徴候が正常範囲内であり、筋・骨格系、神経系には問題がないと考えられる。右側（患側）は上下肢ともにMMT4、バレー徴候15秒で下降、肩・腸骨位置の右側傾きあり、痛覚・温覚・触覚などの表在感覚に左右差はない現在の状態は、入院時より改善が認められる。しかし、現在も右側軽度不全麻痺が残っており、神経系および筋・骨格系に異常があると考えられる。また、入院による生活環境の変化、活動量・活動時間・活動範囲の低下による筋力低下も考えられる。この影響が姿勢保持に対して右側に傾く、左右のバランス異常を生じさせると考えられ、さらにMMT4（若干の抵抗に打ち勝てる）では右側の強い衝撃への防御に影響すると考えられ、転倒のリスクが高い。 **【安全】** 失認（半側空間無視）と眼球運動障害（左共同偏視）は高次機能障害と脳神経障害による視野障害が生じていると考えられ、障害物や危険物の察知、回避ができないことによる外傷や転倒のリスクが高い。 **【意欲】** リハビリは促されて実施。「めんどくさい、寝てたい」の発言からも、活動に対して非意欲的であり、社会的行動障害が関連している。また持続性注意障害もあり、現在の状態が続くと精神的ストレス増加・認知機能低下・筋力低下が生じ、ADL低下につながる可能性が高い。
5.睡眠と休息をとる	S：「やることない。寝てる」 O： ・日中は食事・リハビリ以外は臥床。 ・日中30分程度の昼寝と覚醒を繰り返す。 ・21～7時で夜間睡眠（10時間睡眠） ・夜間1～2回トイレにて中途覚醒あり。 ・睡眠導入薬の使用なし。	**【睡眠量・満足感】** 夜間1～2回の中途覚醒、入院という環境の変化、点滴療法による尿量増加・活動制限があるものの、本人から不眠の訴えがなく、10時間睡眠＋昼寝により十分な睡眠時間を確保できていると考えられる。一方で入院前の睡眠パターンは不明だが、日中の睡眠量・時間から良好な睡眠パターンとは言い難く、不規則な覚醒と睡眠は倦怠感、疲労感、意欲・活動の低下につながり、精神的なストレスから認知機能低下を招く可能性もある。

ヘンダーソンの枠組み（基本的欲求）	アセスメントに必要な主観的情報（S）客観的情報（O）（入院4日目：3月9日）	アセスメント（情報の解釈・分析）①情報解釈（正常・異常）、②情報分析（原因・誘因）、③今後の予測（リスク）＊下線は看護問題に直結するアセスメント
6.適切な衣服を選び着脱する	S：「どれでもいいよ」 O： ・和式タイプは紐を結ぶのにやや時間がかかり、ほどけていることが多い。ボタンも時間を要し、外れていることも多い。 ・リハビリ毎日実施。 ・トイレで下衣上げ下げ見守り。 ・清拭時声掛けにより着脱見守り実施。 ・時折、右側の上衣がめくれている。 ・弾性ストッキング着用中（全介助）。 ・マジックタイプの靴を一部介助にて着脱。 ・時折、靴のかかとを踏んだ状態で着用（MMT/麻痺/ROM/表在感覚は4.を参照）。	**【衣服の種類、意欲】** 右側の運動機能低下・麻痺があるものの、着脱は見守りにて実施できている。しかし、紐を結ぶ、ボタンを留めるなどに時間がかかることから巧緻運動障害が考えられ、衣類の種類に関して本人の意思はなく、ボタンのはずれ、右側の上衣の乱れ、靴のかかとを踏んだ状態などから、衣服への興味・関心が低い状態や注意障害の可能性が考えられる。 また、痛覚・温覚・触覚などの表在感覚に左右差はないものの右不全麻痺があり、臥床時間が長いこと、弾性ストッキング着用中、リハビリ毎日実施であることから、適切な衣服を選択できないことによる皮膚トラブルや転倒・外傷を生じる可能性が高い。
7.衣類の調節と環境の調節により体温を生理的範囲内に維持する	S：「足寒い。布団かけて」 O： ・両下肢冷感あり。浮腫なし。 ・体幹部はタオルケット1枚。 ・下半身にはタオルケットと毛布。 ・体温：36.9℃（入院後36.0～37.1℃）。 ・発汗・発熱・熱感・悪寒なし。	**【環境の調整、体温調整】** 「足寒い。布団かけて」という発言から、環境（室温）と体温の変化を感じ取り、環境の調整を依頼できている。また、体温も正常範囲内であり、発熱・熱感・温感・発汗がないことから熱の産生と放散のバランスの調整ができており、体温調節機構（視床下部にある体温調節中枢によるコントロール）が働いていると考えられる。しかし、脳梗塞後4日目による脳浮腫の助長、梗塞部位の広がり、再梗塞により今後、体温調節機構に影響を及ぼす危険性は継続している。

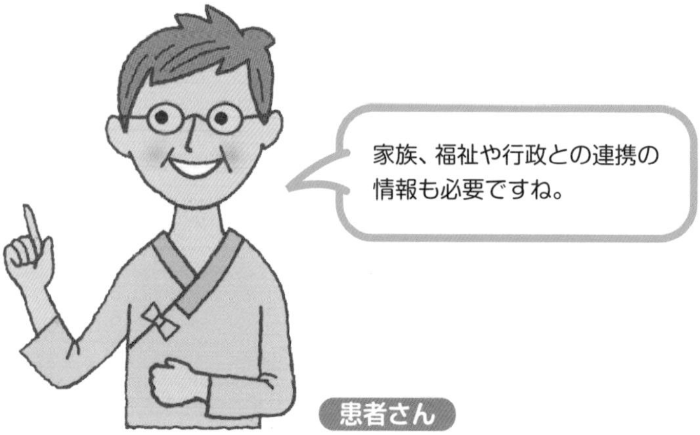

家族、福祉や行政との連携の情報も必要ですね。
患者さん

ヘンダーソンの枠組み（基本的欲求）	アセスメントに必要な主観的情報（S）客観的情報（O）（入院4日目：3月9日）	アセスメント（情報の解釈・分析）①情報解釈（正常・異常）、②情報分析（原因・誘因）、③今後の予測（リスク）＊下線は看護問題に直結するアセスメント
8.清潔を保持する	S：「体拭き、寒い」 O： ・清潔指示：清拭・洗髪可。 ・1回/2日清拭＋足浴。 ・1回/3日洗髪。 ・トイレ時ウォシュレット施行。 ・清拭・洗髪実施後、呼吸状態・循環動態影響なし。 ・洗面：朝ホットタオルを渡すと自身で拭き、ひげそりにてひげをそる。足の爪やや肥厚あり、手足の爪が伸びている。 ・口腔ケアは食後看護師がセッティングし、自身で実施（右に食物残渣あり）。 ・四肢にやや乾燥・掻痒感あり。 ・痛覚・温覚・触覚に左右差はなし、湿潤なし、日中臥床していることが多い。 ・現在通常マット使用中。 ・後頭骨・肩甲骨・肘・仙骨・尾骨・かかと発赤なし。皮膚汚染なし。	**【皮膚の清潔】** 知覚の認知障害なし、湿潤なし、活動性時々歩行、可動性やや限られている、栄養状態良好、摩擦とずれは問題なしであることからブレーデンスケール20点であり、清拭と洗髪にて皮膚の清潔が保たれていることから褥瘡のリスクは低いと考えられる。しかし、意欲の低下、日中臥床状態の持続、点滴や安静度による活動制限、乾燥の悪化による皮膚バリア機能の低下、掻痒感、爪が伸びていることから、皮膚のトラブルを生じる可能性はある。 また、歯磨きセッティングにて自身で口腔ケアを実施できているが、口腔内に食物残渣あり、舌苔あり、右半側空間無視、右不全麻痺であることから、口腔内の清潔が保たれてるとはいえない。これは高齢による唾液分泌低下および自浄作用の低下も関連しており、口腔内の汚染が持続すれば、汚染した唾液が嚥下機能低下により誤嚥につながる可能性も高い。 **【満足感】** また、「寒い」という発言から清潔に対して消極的であり、活動への意欲が低下していることから、整容や清潔へのニーズが低下し、さらなる意欲の減退につながる可能性が高い。
9.環境の様々な危険因子を避け、また他人を傷害しないようにする	S：「母さんがやってくれる」 O： ・ゴミ箱周囲にゴミが散らかっている。 ・オーバーテーブルに使用済みティッシュ。 ・オーバーテーブルに汚れが付着しても拭き取らない。 ・脱いだ衣服がベッド上に置いてある。 ・靴はそろえずベッド下や離れたところにある。 ・テレビのヘッドフォンのコード、ナースコール、リモコンはベッド上にあり、時折下敷きになっている。	**【快適かつ安全な環境】** オーバーテーブルの汚れの付着、ゴミの散乱、汚染物の放置、身の回りの物の整理整頓ができないこと、妻への依存により、快適な環境が保たれているとはいえない。 また、失認（半側空間無視）と眼球運動障害（左共同偏視）による視野障害が生じており、視力は不明だが高齢による視力低下、高次機能障害の注意障害も考えられ、障害物や危険物の察知、回避ができないこと、環境を自身で整備できないことによる外傷や転倒、環境汚染のリスクが高い。さらに、脳梗塞4日目、抗凝固療法中であることから、転倒による出血や再梗塞、脳圧上昇、脳血流の変動の可能性もあり、生命への影響が考えられる。

ヘンダーソンの枠組み（基本的欲求）	アセスメントに必要な主観的情報（S）客観的情報（O）（入院4日目：3月9日）	アセスメント（情報の解釈・分析）①情報解釈（正常・異常）、②情報分析（原因・誘因）、③今後の予測（リスク）＊下線は看護問題に直結するアセスメント
10.コミュニケーション	S：「言葉でない。そうだったかな」 O： ・JCS1-1、GCS:E4V4M6 ・運動性失語あり。喚語困難あり。 ・新しいことが覚えられない（記銘）、記憶を思い出すことできない（想起）。 ・リハビリに集中できず落ち着かない。 ・10分くらいで集中力が途切れる。 ・感情がコントロールできずいらいら。 ・全般的に意欲低下がみられる。 ・構音障害軽度あり。 ・ゆっくりとわかりやすい言葉で伝えると返答あり。 ・Mさんから自発的発語はほとんどない。 ・指の動作や首振りにて拒否を示す。	**【高次機能障害・構音障害】** 意識障害（見当識障害）に加え、高次機能障害である運動性失語および喚語困難、記銘や想起などの記憶障害、集中できない持続性注意障害、意欲低下・情動コントロール不良などの社会的行動障害が生じている。さらに脳神経障害である右顔面麻痺、構音障害から言いたいことが言葉として出ない、うまく話せない、思い出せない、聞き取りづらい発音などによる精神的苦痛、心理的葛藤、欲求不満が生じていると考えられ、Mさんに自発的な発語が少ない現状であると考えられる。 **【満足感】** また、ゆっくりわかりやすい言葉を使用されることに対する自尊心の低下、人格の否定、自己概念の崩れ、治療・リハビリに対する意欲の低下が生じる可能性も高い。
11.信仰・宗教	S：「言葉が出ない。俺も終わり」 （妻）「言いたいことが言えなくていらいらしてるみたい。伝わらなくて黙るし」 O： ・特定の信仰はない。 ・入院前も身の回りのお世話は妻。 ・生活のリズムに関しては頑固。 ・指の動作や首振りにて拒否を示す。	入院前から身の回りのお世話は妻が担っており、入院生活で環境整備などの援助を受けることはあまりストレスではないと考えられる。また自分の価値観と異なることに対しては、拒否を示すことができている。しかし、トイレへの歩行は一人で行きたいという排泄のニーズとコミュニケーションが十分にできないことに対して、精神的苦痛、自尊心の低下、自己概念の崩れが生じていると考えられる。
12. 達成感をもたらす生産的活動	S：「いろんな建物造った」 O： ・65歳まで建設業。 家族構成：妻（68歳）と二人暮らし、長女（44歳）夫婦と孫8歳・5歳、市内在住、長男（40歳）海外在住。 ・妻は平日毎日面会。 ・入院前の毎週末は長女と孫との交流あり。	妻は定期的に面会に来ていること、入院前は毎週末長女や孫と交流していたことから、家族関係は良好であると考えられる。しかし、妻も高齢であること、孫が小さいことから、Mさんが今後も夫・父・祖父としての役割を担うためには、Mさんの今後の治療、生活、リハビリ、経済的な支援に対する情報やサポートシステムが必要になる可能性が高い。
13.レクリエーション	S：「桜までに退院。妻と歩きたい」 O： ・入院前までは夫婦で午前中散歩。 ・夕方からTVでスポーツ観戦し、晩酌。 ・週末は長女家族とお出かけ、夕食。	妻との散歩やTVでのスポーツ観戦、長女家族との交流が楽しみであるが、現在は入院生活により制限があり、実施できないことに対して精神的ストレスを生じている可能性が高い。適切なストレス対処ができないと、治療・リハビリの意欲が低下し、入院が長期化、さらなる筋力低下、ADL低下につながる可能性が高い。

ヘンダーソンの枠組み（基本的欲求）	アセスメントに必要な主観的情報（S）客観的情報（O）（入院4日目：3月9日）	アセスメント（情報の解釈・分析）①情報解釈（正常・異常）、②情報分析（原因・誘因）、③今後の予測（リスク）＊下線は看護問題に直結するアセスメント
14.正常な発達、健康を導く学習活動	S：「（検診指摘）大したことないと思った」「退院後は薬・トイレ母ちゃんが気をつけてくれる」 O： ・3年前に検診で心房細動を指摘されたが、精査・受診しなかった。 ・飲酒：日本酒 2合/日継続。 ・10年前に健康のため禁煙。 ・治療・リハビリに積極性はなく受動的。	**【コンプライアンス】** リハビリに対して非意欲的、環境整備・今後の内服管理・生活管理に対して妻に依存的、受診しなかったことからコンプライアンスが低い状態にある。コンプライアンスの低下は疾病に対する理解、健康増進、疾病予防、自己管理を低下させる行動につながる可能性が高い。現在、脳梗塞により、見当識障害、記憶障害、視野障害、嚥下障害、遂行能力障害が生じていることから、生活において今後も転倒や外傷のリスクが高い。また、脳梗塞の再発のリスクを下げるためには、血圧コントロールと内服管理、心房細動の治療が必須であるが、これらが適切に守られず、再梗塞が起こる可能性が高い。

意識障害をアセスメントするために、覚醒度と意識内容、呼吸状態、血圧変動、脈の状態、瞳孔の観察により、中枢神経と末梢神経への影響を観察します。

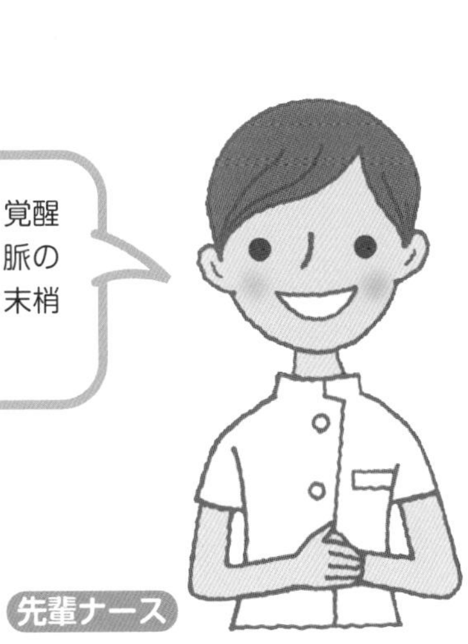

脳梗塞後入院４日目Ｍさんの全体関連図

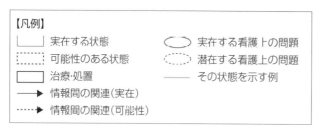

【凡例】
- 実在する状態
- 可能性のある状態
- 治療・処置
- 情報間の関連（実在）
- 情報間の関連（可能性）
- 実在する看護上の問題
- 潜在する看護上の問題
- その状態を示す例

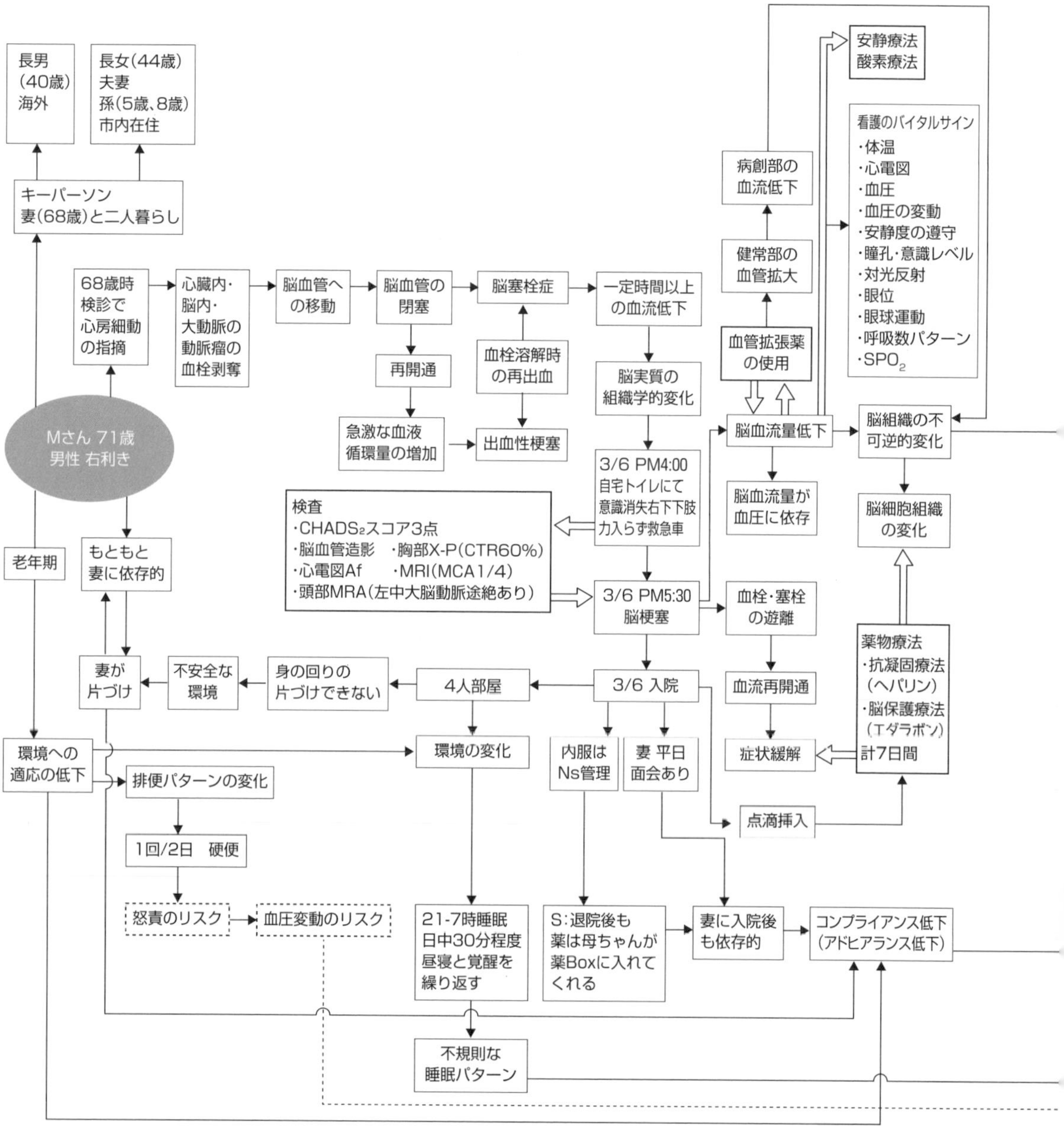

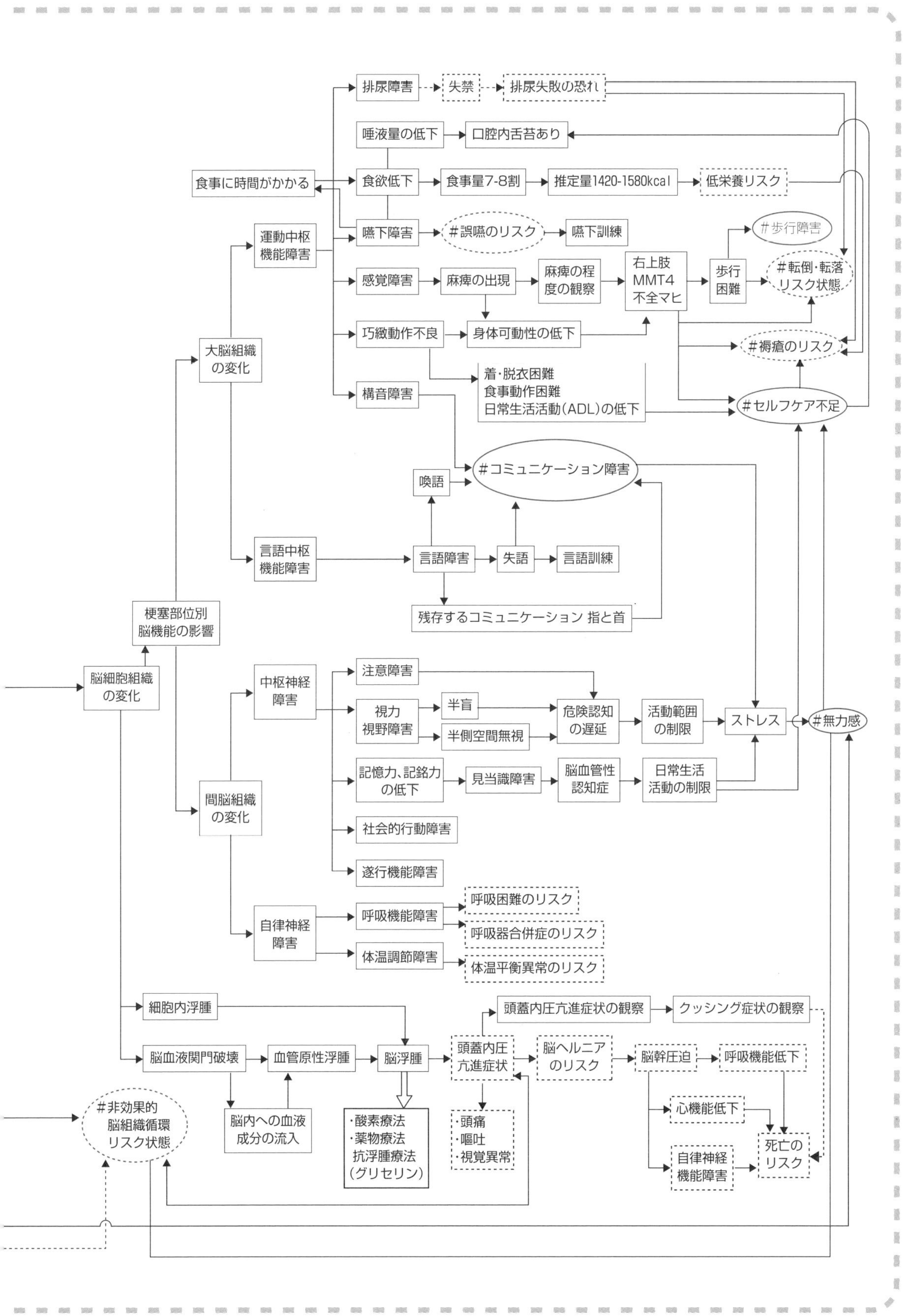
排尿障害
失禁
排尿失敗の恐れ
唾液量の低下
口腔内舌苔あり
食事に時間がかかる
食欲低下
食事量7-8割
推定量1420-1580kcal
低栄養リスク
運動中枢
機能障害
嚥下障害
#誤嚥のリスク
嚥下訓練
#歩行障害
感覚障害
麻痺の出現
麻痺の程
度の観察
右上肢
MMT4
不全マヒ
歩行
困難
#転倒・転落
リスク状態
巧緻動作不良
身体可動性の低下
#褥瘡のリスク
大脳組織
の変化
着・脱衣困難
食事動作困難
日常生活活動(ADL)の低下
構音障害
#セルフケア不足
喚語
#コミュニケーション障害
言語中枢
機能障害
言語障害
失語
言語訓練
残存するコミュニケーション 指と首
梗塞部位別
脳機能の影響
脳細胞組織
の変化
中枢神経
障害
注意障害
視力
視野障害
半盲
半側空間無視
危険認知
の遅延
活動範囲
の制限
ストレス
#無力感
記憶力、記銘力
の低下
見当識障害
脳血管性
認知症
日常生活
活動の制限
間脳組織
の変化
社会的行動障害
遂行機能障害
自律神経
障害
呼吸機能障害
呼吸困難のリスク
呼吸器合併症のリスク
体温調節障害
体温平衡異常のリスク
細胞内浮腫
頭蓋内圧亢進症状の観察
クッシング症状の観察
脳血液関門破壊
血管原性浮腫
脳浮腫
頭蓋内圧
亢進症状
脳ヘルニア
のリスク
脳幹圧迫
呼吸機能低下
#非効果的
脳組織循環
リスク状態
脳内への血液
成分の流入
・酸素療法
・薬物療法
抗浮腫療法
(グリセリン)
・頭痛
・嘔吐
・視覚異常
心機能低下
自律神経
機能障害
死亡の
リスク

脳梗塞の看護問題

ヘンダーソンの14項目の枠組みで情報の解釈・分析を行い、原因・誘因の関連性も考えながら「ニーズの未充足」部分を整理・分類し、看護援助が必要な「看護問題」を抽出します。このchapterではNANDA-I看護診断2018-2020を参照し、原因・誘因とともに問題名を挙げます。

▼看護問題

領域	問題名
活動	#脳梗塞・心房細動・コンプライアンス低下・抗凝固療法による非効果的脳組織循環リスク状態
	#運動機能障害・脳神経障害・高次機能障害に関連した歩行障害
	#意識障害・高次機能障害・脳神経障害・運動機能障害・感覚障害に関連したセルフケア不足
知覚/認知	#失語・構音障害に関連した言語的コミュニケーション障害
	#高次機能障害に関連した半側空間無視
コーピング/ストレス耐性	#障害を受け入れられない、コミュニケーションできないことに関連した無力感
安全/防御	#脳神経障害による咀嚼・嚥下機能低下に関連した誤嚥リスク状態
	#注意障害・失認・眼球運動障害・右不全麻痺に関連した転倒転落・身体損傷リスク状態
	#意識障害・高次機能障害・脳神経障害・運動機能障害・感覚障害に関連した褥瘡リスク

●看護計画・実施・評価

看護問題で挙げられた8つの問題のうち、今回は最も優先順位の高い看護問題である「#脳梗塞・心房細動・コンプライアンス低下・抗凝固療法による非効果的脳組織循環リスク状態」について看護目標・計画を立案し、実施・評価を行います。短期目標が達成されれば終了ですが、未達成の場合、再アセスメントにより必要な計画を追加・修正します。

▼看護計画・実施・評価

看護問題	#脳梗塞・心房細動・コンプライアンス低下・抗凝固療法による非効果的脳組織循環リスク状態
長期目標	再梗塞を起こすことなく、予防行動を実施できるようになり早期に退院できる。
短期目標	効果的脳組織循環を維持できる(収縮期血圧150～180mmHg)(毎時間) (脳梗塞、心房細動の兆候・症状がない)

OP	①バイタルサイン：体温・意識レベル（JCS/GCS）・血圧：至適血圧の維持、脈圧 瞳孔所見：瞳孔径・左右差・直接反射・対光反射・眼位・眼球運動・心電図モニター 脈拍：回数・リズム・強さ・左右差・橈骨動脈・足背動脈・呼吸：回数・リズム・深さ・呼吸音・呼気吸気の比・型・左右差・努力呼吸の有無・胸郭の動き・SpO_2 ②随伴症状：息切れ・動悸・眩暈・頭痛・嘔吐・疲労感・胸痛・腹痛・背部痛 ③高次機能障害：記憶障害・注意障害・遂行機能障害・社会的行動障害・失語症・失行 ④脳神経障害の有無：顔面の感覚・運動、平衡感覚、嚥下障害、構音障害、視野欠損、眼球運動障害 ⑤高次機能障害＋脳神経障害：嚥下障害・構音障害 ⑥運動機能障害・麻痺：麻痺の種類・MMT（徒手筋力テスト）・ADLの評価（BI/FIM） ⑦感覚障害：表在知覚（触覚・温度覚・痛覚）と深部感覚（筋・腱・関節：振動覚・位置覚・運動覚） ⑧排泄障害：排尿：回数・尿意・排尿感覚・尿失禁・残尿感 排便：便意・排便回数・排便性状・努責・便秘・排便感覚 ⑨年齢・理解力・認知 ⑩病状・治療内容・合併症の有無と程度・既往歴 ⑪検査データ：CT/MRI・心電図・胸部XP・血液検査（凝固・腎機能・中性脂肪・コレステロール・血糖） ⑫治療薬（血栓融解薬・抗凝固薬・抗血小板薬・脳保護薬・坑脳浮腫薬）・服薬状況 ⑬本人（家族）の理解力・不安・気がかり・困難に思っていること・表情 ⑭治療・指導内容・再発予防・安静度・治療上の制限に対する理解度・その後の行動 ⑮コンプライアンス（アドヒアランス） ⑯食事摂取量・水分摂取量・In/Outバランス・体重測定 ⑰ストレスの内容と対処療法 ⑱生活行動（睡眠・活動量・環境・寒冷刺激・温度差・入浴・トイレ・歩行距離）
TP	①異常の早期発見に努め、身体的な負担がかからないように援助する。 ②頭蓋内圧亢進や脳浮腫に対する治療が安全・効果的に行われるよう援助する。 ③血管攣縮の早期発見に努め、症状が起きないように循環管理を徹底する。 ④運動麻痺・言語障害などのリハビリが安全に行われるようにリハビリ前後で観察、アセスメント、多職種との情報共有・連携を行う。 ⑤治療薬の副作用症状（特に眠気・発疹・ふらつき・眩暈）に注意し、症状出現時は医師に報告、薬の量や時間調整を行う。 ⑥心室への血液駆出低下による血行動態の低下・心拍出量減少に伴う血圧・脳血流低下に注意し、循環管理を行う。 ⑦患者の障害・疾患についての理解、受け止め、価値観、意思決定プロセス、気持ちの変化を把握し、傾聴しながら、尊重した態度・コミュニケーション方法で接する。 ⑧患者は言語的コミュニケーションが円滑にできないことから、感情失禁、いらいら、興奮などによる自律神経への影響に注意する。 ⑨内服管理：管理しやすいように一包化する。与薬ケースに1日分の内服を看護師がセットし、Mさんに渡す。Mさんが薬袋を開封し、空袋をケースに戻す。食後に看護師が空袋を確認する（飲み忘れの確認）。 ⑩排便管理：便秘を防ぐため、1日水分摂取1000mLを目標に、摂取を促す。リハビリ以外の運動習慣として、午前・午後で病棟を5周する。 ⑪退院後の再梗塞予防のための管理（食事管理・血圧管理・服薬管理・喫煙・飲酒・体重管理・排便管理）について、不安・困難・理解を傾聴し、アセスメントする。 ⑫⑪について患者が主体的に取り組むことができるように、精神的・身体的・社会的支援を行いながら、コンプライアンス（アドヒアランス）低下に対する原因と解決策を本人・家族・必要時多職種（医師・栄養士・薬剤師・退院支援）と一緒に検討する。

EP	①耐えされないようないつもと違う頭痛・吐気・嘔吐・眩暈・手足のしびれ・動かしにくさ・話しにくさ・言葉が出ない等がある場合には、看護師に伝えるよう説明する。 ②血圧・体重の測定時、測定値を記録するよう説明する。 ③薬袋を開封しにくいとき、内服薬を落としたときは看護師に伝えるよう説明する。 ④副作用が生じたときはすぐに看護師に伝えるよう説明する。 ⑤排便を毎日観察し、便の回数・性状・努責の有無を記録するよう説明する。 ⑥１日１回はトイレにこもり、いきまず排便することの必要性を説明する。 ⑦排便が１日ない・努責が必要・硬便であったら、看護師に報告するよう指導する。 ⑧便秘を防ぐために水分摂取、適度な運動の必要性を説明する。 ⑨退院後の再梗塞予防のための管理（食事管理・血圧管理・服薬管理・喫煙・飲酒・体重管理・排便管理・寒冷刺激を避けること・適度な活動・睡眠）、再梗塞の早期発見・早期受診の必要性についてパンフレットを用いて、Mさんと妻に指導する。
実施・評価	リハビリ前後、清拭前後でも収縮期血圧160mmHg台を維持できており、随伴症状である眩暈・頭痛・吐気・息切れ・動悸なども生じていない。また心電図上もサイナスリズム（洞調律）であり、意識状態・高次機能障害・脳神経障害・嚥下障害・構音障害・視野欠損・運動機能・麻痺・感覚刺激についても、昨日と変化はない。しかし、本日脳梗塞４日後であり、急性期治療中、既往歴に発作性心房細動があることから、低酸素や二酸化炭素過多、脳浮腫の助長、酸素を運搬する循環動態の変化、梗塞部位の広がり、再梗塞により今後、意識状態や呼吸状態（中枢神経）と末梢神経に影響を及ぼす危険性は継続している。 また、内服に関しては、食後１時間経過後に看護師が確認に行くと、飲み忘れていることがあり、声掛けにて内服できていることから、指示どおりに内服できているとはいえない。内服の飲み忘れにより効果的な内服療法が実施されず、再梗塞につながる可能性がある。内服の必要性、副作用や違和感、体調の変化の報告、治療への参加を促すような関わりとなるプランを追加する。 現在脳梗塞４日目であり、障害および疾患を受け入れられていないことから、退院後の再梗塞予防のための管理については、理解・受け入れが難しい状態である。アドヒアランスの低下はコンプライアンス低下、再梗塞発見の遅延につながる。今後も患者の障害・疾患についての理解、受け止め、価値観、意思決定プロセス、気持ちの変化の評価、傾聴・尊重した態度・コミュニケーション方法で接する必要がある。よってこの看護問題は未達成にて継続とする。

参考文献

医療情報科学研究所：薬がみえる vol.1、メディックメディア、2014
医療情報科学研究所：フィジカルアセスメントがみえる、メディックメディア、2015
高野海哉・川岸久太郎・草間朋子・脊山洋右：からだの仕組みと働きを知る、東京化学同人、2016
井上智子・稲瀬直彦編：緊急度・重症度からみた症状別看護過程＋病態関連図 第２版、医学書院、2014
井上智子・窪田哲朗編：病期・病態・重症度からみた疾患別看護過程＋病態関連図 第３版、医学書院、2016
横山美樹：はじめてのフィジカルアセスメント 第２版、メヂカルフレンド社、2019
阿部幸恵・東恩納美樹・冷水育：症状別病態生理とフィジカルアセスメント、照林社、2015
中村充浩：わかる！使える！バイタルサイン・フィジカルアセスメント、照林社、2019
阿部俊子・山本則子：病態関連図が書ける 観察・アセスメントガイド、照林社、2015
阿部俊子監修・山本則子編：エビデンスに基づく疾患別看護ケア関連図 改訂版、中央法規出版、2014
大久保暢子：日常生活行動からみるヘルスアセスメント、日本看護協会出版会、2016
矢田昭子・秦美恵子編：基準看護計画 第３版、照林社、2016
坂井建雄・岡田隆夫：解剖生理学、医学書院、2018
菱沼典子：看護形態機能学 生活行動からみるからだ、日本看護協会出版会、2017
山内豊明：フィジカルアセスメントガイドブック 目と手と耳でここまでわかる、医学書院、2011
山田幸宏他：疾患別看護過程セミナー 上巻、サイオ出版、2018
関口恵子他：根拠がわかる症状別看護過程 改訂第２版―こころとからだの61症状・事例展開と関連図、南江堂、2010

chapter 6

腎・泌尿器疾患

身体の中の老廃物を処理する泌尿器は、
①末梢血液中の老廃物を濾過して尿を生成する腎臓、
②老廃物を排泄する排尿路（尿管・膀胱・尿道）
から成り立っています。
特に腎臓は血液濃度やpH、血液量や血圧を調整し、
血液浸透圧の維持など、体内の恒常性を保つ役割を担っています。
腎・泌尿器疾患は全身状態に重要な影響を及ぼすため、
全体関連図を把握し、原因疾患の治療、進行抑制、体
液異常の是正、合併症の治療、本人・家族の意思決定など
継続的な支援につなげることが重要になります。

慢性腎臓病(CKD)/慢性腎不全

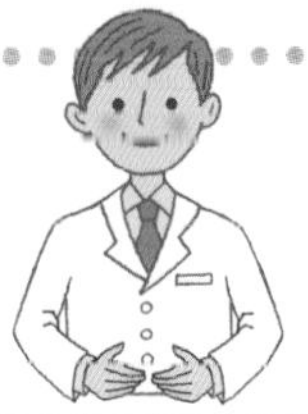

慢性腎臓病(CKD)・慢性腎不全では、進行を予防するためのセルフケア行動、長期療養を支えるサポートの評価を行い、異常の早期発見を含む全身状態の管理、社会資源の活用、アドヒアランス向上のための教育が必要です。

慢性腎臓病の病態生理、主な症状、検査所見と治療法

●慢性腎臓病(CKD)の定義と分類

慢性腎臓病(CKD＊)は、腎機能異常をきたす病態の過程であり、糸球体濾過量(GFR:糸球体が1分間に濾過する血液量)が進行性かつ不可逆的に低下します。CKDは、従来の慢性腎不全により軽度な腎障害を加えた考え方であり、早期から腎障害を認識して腎機能の低下の進行を防ぐことを目標としています。日本腎臓学会の「エビデンスに基づくCKD診療ガイドライン2018」では診断基準と重症分類を定義しています(下表、次ページの表)。

▼日本腎臓学会「エビデンスに基づくCKD診療ガイドライン2018」
CKD診断基準(以下のいずれかが3か月を超えて存在)

腎障害の指標	アルブミン尿(AER≧30mg/24時間:ACR≧30mg/gCr) 尿沈渣の異常 尿細管障害による電解質異常やそのほかの異常 病理組織検査による異常、画像検査による形態異常、腎移植
GFR低下	GFR＜60mL/分/1.73m^2

AER:尿中アルブミン排泄率、ACR:尿アルブミン/Cr比

＊**CKD** Chronic Kidney Diseaseの略。

▼日本腎臓学会「エビデンスに基づくCKD診療ガイドライン2018」
CKDの重症度分類(CKD診療ガイド2012)

原疾患		蛋白尿区分		A1	A2	A3
糖尿病		尿アルブミン定量(mg/日) 尿アルブミン/Cr比(mg/gCr)		正常	微量アルブミン尿	顕性アルブミン尿
				30未満	30～299	300以上
高血圧、腎炎、多発性嚢胞腎、移植腎、不明、その他		尿蛋白定量(g/日) 尿蛋白/Cr比(g/gCr)		正常	軽度蛋白尿	高度蛋白尿
				0.15未満	0.15～0.49	0.50以上
GFR区分(mL/分/1.73m^2)	G1	正常または高値	≧90			
	G2	正常または軽度低下	60～89			
	G3a	軽度～中等度低下	45～59			
	G3b	中等度～高度低下	30～44			
	G4	高度低下	15～29			
	G5	末期腎不全(ESKD)	＜15			

重症度は原疾患・GFR区分・蛋白尿区分を合わせたステージにより評価する。CKDの重症度は死亡、末期腎不全、心血管死亡発症のリスクについて、緑■のステージを基準に、黄　、オレンジ■、赤■の順にステージが上昇するほどリスクは上昇する。
(KDIGO CKD guideline 2012 を日本人用に改変)

注:わが国の保険診療では、アルブミン尿の定量測定は、糖尿病または糖尿病性早期腎症であって微量アルブミンを疑う患者に対し、3か月に1回に限り認められている。糖尿病において、尿定性で1+以上の明らかな尿蛋白を認める場合は、アルブミン測定は保険で認められていないため、治療効果を評価するために定量検査を行う場合は尿蛋白定量を検討する。

●増悪因子

感染、過労、循環血液量の減少(脱水・出血・心不全)、腎動脈狭窄などにより腎機能が低下することがあり、造影剤、消炎鎮痛薬、抗菌薬は腎障害の進展につながる可能性があります。生活習慣に関連したものとして、高血圧、肥満、耐糖能異常、脂質代謝異常、喫煙が挙げられます。

●疫学

2008年CKD 患者数は、約1300万人(成人約8人に1人)、2016年透析患者数は32万9609人、新規透析導入患者数は3万9344人、透析導入患者の平均年齢は69.4歳です。透析導入の原疾患は糖尿病性腎症(43.5%)、糸球体腎炎(17.8%)、腎硬化症(14.2%)であり、透析導入後の生存率は1年90%、5年60%、10年36%、死因は心不全、感染症、悪性腫瘍の順となっています。

●糖尿病性腎症

透析導入の原疾患の第１位である糖尿病性腎症とは、糖尿病に伴う高血糖により引き起こされる腎障害（主に糸球体障害）で、糖尿病三大合併症の一つであるといわれています。糖尿病の長期罹患のあと、尿中アルブミン排泄の増加が出現し、進行に伴い持続性タンパク尿が認められます。最終的には末期腎不全（ESKD）に移行し、腎代替療法である血液浄化療法（透析療法）が必要となります。

●病態生理

腎不全は、腎の血流障害、機能ネフロンの減少、尿路の閉塞により、窒素代謝物や水、電解質の排泄が十分にできなくなり、体液の量的・質的恒常性が維持できなくなった状態です。急性腎不全は腎前性・腎性・腎後性（下部尿路含む）が原因（下図）で、ネフロンが短期的に障害されます（可逆的）が、慢性腎不全の原因は常に腎性であり、数か月から数十年かけてネフロン障害が生じます（不可逆的）。慢性腎不全では、「ネフロンの数が減少➡残存ネフロンの濾過亢進（残存ネフロンの１個あたりのGFRが増加）➡尿細管の再吸収・分泌亢進➡（残存ネフロンは自動調節能を失い糸球体内高血圧により原尿へのタンパク漏出）➡糸球体硬化の促進➡ネフロン数の減少」という悪循環により進行します。

▼腎前性・腎性・腎後性腎不全の代表的な原因

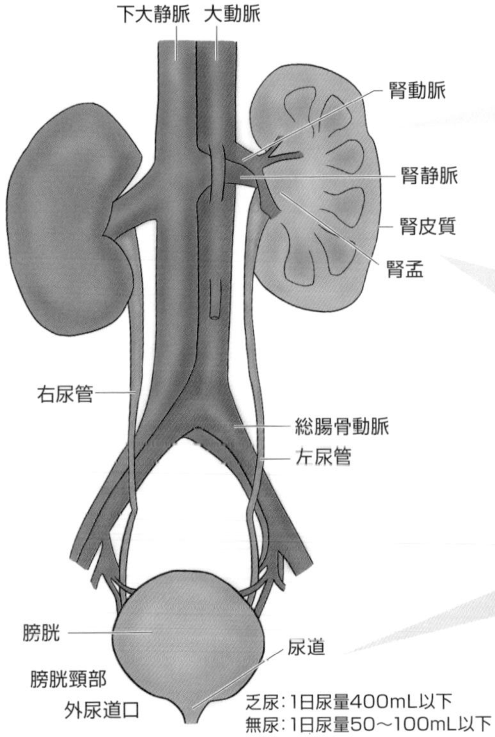

乏尿：1日尿量400mL以下
無尿：1日尿量50～100mL以下

乏尿・無尿

腎前性
①体液量減少：下痢・嘔吐・出血・熱傷・利尿薬
　有効循環血漿量減少：心原性ショック・うっ血性心不全・ネフローゼ症候群・肝硬変・膵炎
③心拍出量減少：心筋梗塞・心タンポナーデ
④末梢血管拡張：敗血症
⑤腎血管収縮：肝腎症候群・非ステロイド系抗炎症薬

腎性（腎臓の異常）
・糸球体の障害
・急性尿細管壊死
・薬物アレルギー反応

腎後性（上部尿路：腎臓から尿管での通過障害）
・両側尿管閉塞
　（両側性の上部尿路閉塞、両側尿管結石）

尿閉

下部尿路（膀胱から尿道）での通過障害
①物理的閉塞
　・前立腺肥大症
　・下部尿路がん（膀胱がん、尿道がん、前立腺がん）
　・前立腺炎
　・尿道狭窄、尿道外傷
　・凝血塊による内尿道口閉塞
②機能的閉塞
　・中枢神経障害（脳血管障害、脊髄損傷）
　・末梢神経障害（糖尿病、帯状疱疹）
　・薬物性（抗うつ薬、感冒薬、抗精神病薬、アルコール）

●**尿の生成のメカニズム**

血液とともに体内で生成された老廃物や余分な水分は腎動脈を通り、毛細血管へと運ばれ腎小体に入ります。腎臓の中には約100万個のネフロンがあり、ネフロンは血液を濾過する腎小体と濾過液を運ぶ尿細管からなっています。腎小体はボウマン嚢という袋の中に糸球体という毛細血管の塊が入った構造です。血液は糸球体で濾過され、原尿になります。原尿は尿細管で水分と栄養を再吸収（老廃物や薬物、過剰な電解質を除去）されながら運ばれて尿となり、集合管に集められ、腎杯に注がれ腎盂から尿管に送られます。前ページの図のように、腎前性・腎性・腎後性腎不全や下部尿路の通過障害が生じた際に尿量が減少し、尿崩症・水中毒・糖尿病などにより浸透圧利尿または水利尿が生じた際に多尿が起こります。

▼尿毒症の症状

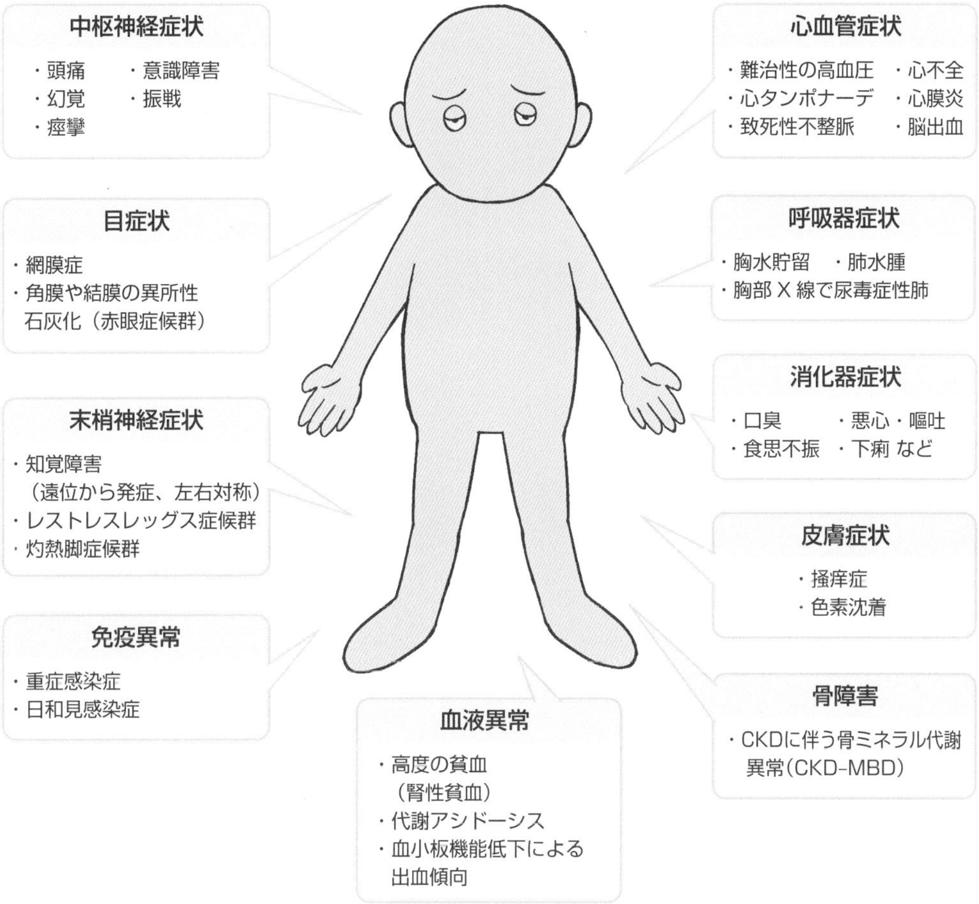

出典：医療情報科学研究所：病気がみえる vol.8 腎・泌尿器 第3版、メディックメディア、2019、p.220

●**腎臓の働き**

体内水分量と電解質の調節

腎臓には体内の水分量を調節し、電解質の体液組成の恒常性を保つ機能があります。腎臓は尿量を調節して、ナトリウムイオン（Na^+）、カリウムイオン（K^+）、カルシウムイオン（Ca^{2+}）、クロールイオン（Cl^-）、リン酸水素イオン（HPO_4^{2-}）の血中濃度を調節します。体内水分量が不足した際は再吸収率を高めて尿量を減らし、体内水分量が過剰な場合は再吸収率を低めて尿量を多くし、水分を体外に排出します。

血液の酸性とアルカリ性の調整（酸塩基平衡）

血液（細胞外液）は$pH = 7.4 \pm 0.05$の範囲で調節されています（細胞内pH=7.0）。腎臓では重炭酸イオン（HCO_3^-）を産生し、水素イオン（H^+）を尿中に排泄することで血液pHの調整を行っています。HCO_3^-が産生されないと代謝性アシドーシス（血液のpHを低下させようとする病態：酸性化）、HCO_3^-が蓄積されると代謝性アルカローシス（血液のpHを上昇させようとする病態：アルカリ）という状態になります。

排泄機能

代謝老廃物である尿素・クレアチニン・尿酸などを排泄します。

ホルモンの分泌

赤血球の生成を促すエリスロポエチン、腸管からのカルシウムの吸収を促進する活性型ビタミンD、血圧を上昇させるレニンを産生し、分泌します。

●**慢性腎不全の主な症状**

慢性腎不全の症状は残存ネフロン数とその代償能力によって異なり、無症状から尿毒症症状を呈する場合もあります。初期症状としては夜間多尿、軽度高窒素血症、たんぱく尿などがみられ、その後、腎性貧血の症状（動悸・息切れ・倦怠感など）、電解質異常（高カリウム血症、低カルシウム血症、高リン血症、代謝性アシドーシスなど）、高血圧、浮腫が出現します。さらに悪化し、尿毒症では尿中に排泄されるべき物質が排泄されずに貯留することによって、前ページの図のような症状が生じます。

●**主な検査**

尿検査と血液検査により腎機能の評価をします。

尿検査

尿比重（尿濃縮力・希釈力の低下により等張尿（比重1.010）になる。尿中タンパク、尿潜血、尿糖の有無。

血液検査

血清クレアチニン（Cr）：筋肉を動かすエネルギーとなるクレアチンの代謝産物（老廃物）がクレアチニンである。腎機能障害が起こると、血液中の濃度が上昇する（基準値0.6～1.2mg/dL）。

尿素窒素（BUN）：腎機能障害により、タンパク質の代謝産物である窒素の血液中の濃度が上昇する（基準値8～20mg/dL）。

クレアチニン・クリアランス（Ccr）：老廃物を含んだ血液は糸球体で濾過されるが、その糸球体が1分間にクレアチニンを含む老廃物をどのくらい濾過することができるか（糸球体濾過量）を測り、糸球体の機能を調べる（基準値70～130mL）。

推算糸球体濾過量：腎機能を高い精度で評価するためには、糸球体濾過量（GFR）もしくはGFRをほぼ正確に反映するクレアチニン・クリアランス（Ccr）を測定するが、正確な畜尿が困難な場合は、血清クレアチニン（Cr）値から計算で求められる推算糸球体濾過値（eGFR）が使用される。

cGFR（mL/分/1.73㎡）
$=194 \times Cr^{-1.094} \times$ 年齢（歳）$^{-0.287}$
＝100～120mL/分/1.73㎡（基準値）

血清K・血清P：腎臓からの排泄障害により上昇する。

血清Ca：ビタミンD_2（腸管・腎臓Ca再吸収を促進する）の腎臓における活性化障害により低下する。

酸塩基平衡：腎臓からの酸の排泄障害により代謝性アシドーシスとなる。

赤血球数・ヘモグロビン・ヘマトクリット：赤血球合成に必要なエリスロポエチンの腎臓での合成低下により低下する。

● **慢性腎臓病（CKD）の主な合併症**

下表のような様々な合併症がありますが、これらは腎機能低下で進行し、透析期CKDで顕著になります。

▼慢性腎臓病（CKD）の主な合併症

	原因・機序	症状・所見・診断	対策・治療
心血管病変	CKDに合併する高血圧、脂質異常症。Ca、Pの異常による動脈硬化の進行、貧血	心不全、虚血性心疾患、脳血管障害、末梢血管障害	重症度分類G3b～G5では心症状を示さない場合でも虚血性心疾患の有無のチェックが望ましい。血圧のコントロール、脂質異常症の改善、Ca、Pのコントロール、貧血是正
感染症、悪性腫瘍	免疫能低下	不明熱、結核、腎細胞がん	特に結核には気をつける、悪性腫瘍の早期発見に努める
CKDに伴う骨・ミネラル代謝異常	低カルシウム血症、高リン血症の持続による副甲状腺ホルモン（PTH）の分泌亢進。これらによる骨代謝の異常	関節・血管へのCa沈着（異所性石灰化）、腎性骨異栄養症、皮膚掻痒症、骨痛、骨折、骨の変形	Ca、Pのコントロール、活性型ビタミンD_3製剤やカルシウム受容体作用薬によるPTHの分泌抑制、副甲状腺摘出術
透析アミロイドーシス（透析期）	透析で十分除去できないβ_2ミクログロブリンの血液中の濃度が上昇する結果、アミロイド線維が形成され、関節、骨などに沈着する	手根管症候群、関節痛、骨嚢胞、破壊性脊椎関節症	β_2ミクログロブリンの除去効率のよいダイアライザーの使用、透析量を増やす、生じた病変に対しては対症療法を行う

出典：井上智子・窪田哲朗編：病期・病態・重症度からみた疾患別看護過程＋病態関連図 第3版、医学書院、2016、p.834

● **治療**

慢性腎臓病の治療は、透析療法を必要とする末期腎不全への進展抑制、心血管疾患（CVD）の発症の抑制を目的とします。また、原因疾患の治療、体液異常の是正、合併症の治療を行います。腎機能を維持するためには、急性増悪因子を除去するとともに、十分な睡眠・休息をとり、ストレス負荷を避ける必要があります。

● **慢性腎臓病（CKD）：腎不全の進行抑制のための保存療法**

食事療法：低たんぱく食（タンパク質の過剰は糸球体内圧を上昇させる）、高エネルギー食（低たんぱく食による低栄養状態を防ぐため、エネルギー摂取量25～35kcal/kg/日以上）、塩分制限（高血圧や浮腫を予防するため、6g/日未満）。

生活習慣の改善：肥満の是正、禁煙、適度な運動。

血圧コントロール：糖尿病被合併の場合は140/90mmHg未満、糖尿病合併の場合は130/80mmHg未満。

特異的治療：CKDの原因である糖尿病や糸球体疾患などに対する治療。

薬物療法：

①**降圧薬**：糸球体内圧が上昇することで腎不全が悪化するのを防ぐ。降圧薬の中でも腎臓保護作用が認められるアンジオテンシンⅡ受容体拮抗薬（ARB）、アンジオテンシン変換酵素（ACE）阻害薬を積極的に使用する。

②**症状に応じた対症療法**：低カルシウム血症（ビタミン製剤）・高リン血症（炭酸カルシウム製剤）・腎性貧血（エリスロポエチン製剤）・尿毒症症状（経口活性炭吸着薬）・代謝性アシドーシス（炭酸水素ナトリウム製剤）・高カリウム血症（カリウムイオン交換樹脂）・浮腫（利尿薬）。

●末期腎不全：腎代替療法

血液浄化療法（透析療法）

①血液透析（HD）

わが国で最も多く行われている治療。通常1週間に3回（医療施設に通院）、1回4～5時間、血液を体外に取り出し、ダイアライザーと呼ばれる透析器（人口の膜：半透膜）を介して、拡散と濾過により直接血中から不要な老廃物を除き（溶質除去）、水分を除き（除水）、血液を浄化して、再度血液を体内に戻す。血液を体外に循環させるため血管アクセスを造設する。血管吻合（ふんごう）により動静脈をつないだ内シャントを橈骨動脈と橈側皮静脈間に造設し、その結果、血流が増大して腫脹した前腕の皮下静脈を穿刺する。緊急時には大腿静脈カニューレを装着して透析を行う方法もある。

血液透析の合併症：短時間に体液が変化するため、頭痛や悪心・嘔吐などをきたす透析不均衡症候群がある（透析導入時に多い）。循環動態不良の場合には、血液透析中の血圧低下を生じやすい。

▼血液透析（HD）

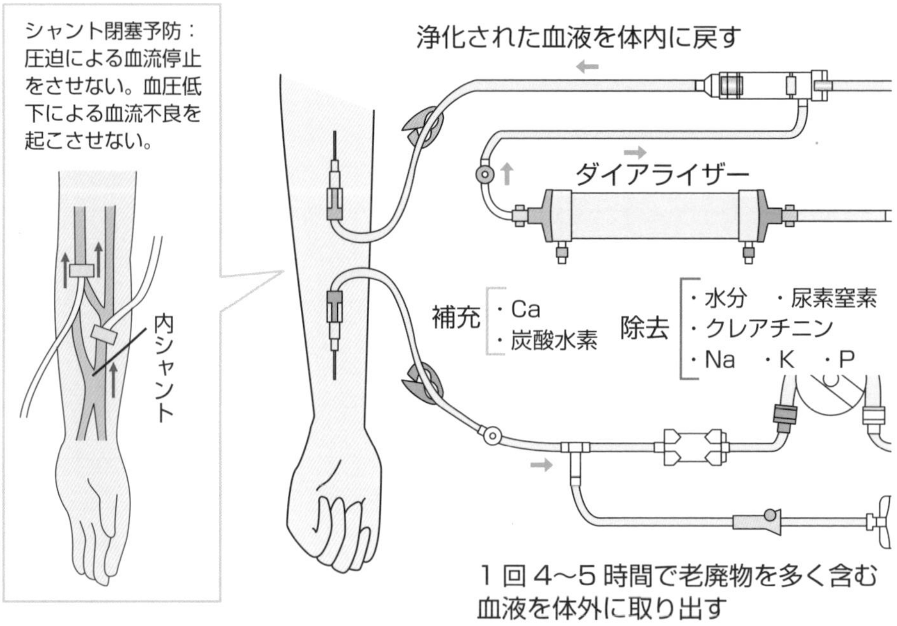
シャント閉塞予防：圧迫による血流停止をさせない。血圧低下による血流不良を起こさせない。
内シャント
浄化された血液を体内に戻す
ダイアライザー
補充
・Ca
・炭酸水素
除去
・水分　・尿素窒素
・クレアチニン
・Na　・K　・P
1回4～5時間で老廃物を多く含む血液を体外に取り出す

②腹膜透析（持続携行式腹膜透析：CAPD）

全透析患者の約3％が行っている治療。腹腔内にカテーテル（腹壁からダグラス窩に挿入）から1～2Lの透析液を注入し、約6時間腹腔内に停留させ血液中の毒素や余分な水分を移行させ、カテーテルから排液を行う（溶質濃度勾配および浸透圧差によって血液から溶質と水を除去）。1日数回手動で透析液バッグを交換するCAPDと、夜間就寝中に自動的に透析液を交換する自動腹膜灌流装置を用いて透析を行うAPDがある。腹膜透析の透析液交換は在宅医療でも可能であり、通院頻度は月1～2回程度である。

腹膜透析の合併症：腹腔カテーテル（留置）からの腹膜炎がある。腹膜透析の長期化では、腹膜の肥厚により広範囲に癒着し、イレウス症状を起こす（被嚢性腹膜硬化症）可能性もある。

透析療法中の食事制限：タンパク質0.8～1.0g/kg/日、K1500mg/日、P800mg/日、水分制限。

③腎移植

腎移植には生体腎移植と死体腎移植(献腎移植)がある。他者の腎臓を移植することで移植腎に対して拒絶反応が生じるので、拒絶反応を抑えるために副腎皮質ホルモン製剤や免疫抑制薬が使用される。

腎移植の合併症:拒絶反応による移植腎機能の廃絶、免疫抑制薬による副作用がある。

慢性腎不全の事例紹介

Iさん(男性、75歳)入院2020/4/21

【診　断】慢性腎不全

【主合併症】高カリウム血症

【主　訴】胸部不快感

【既往歴】糖尿病性腎症、高血圧、2型糖尿病(40歳発症、60歳治療開始)

【現病歴】糖尿病性腎症からの末期腎不全で3年前に血液透析療法を導入し、月・水・金(週3回午後、1回4時間)の外来維持透析中であった。透析導入後も高血圧の持続があり、アムロジピン5mg/日、トランドラプリル0.5mg/日にて治療中であった。外来維持透析の定期採血で透析前の血清カリウム値5.2〜5.5mEq/Lが続いていた。金曜日の透析後に食欲低下があり、週末は少量の果物のみ摂取、月曜日朝に胸部不快感、徐脈を感じ、午前中に透析室に来院。

【嗜好歴】飲酒:日本酒2合/日(15年前に禁酒)、喫煙:25本/日30年間(15年前に禁煙)

【アレルギー歴】なし

【家族歴】一人暮らし。父・母ともに10年前に他界。

【入院時検査所見】

身長160cm、体重58kg、血圧162/98mmHg、脈拍44回/分(整脈、2+、左右差なし)、呼吸回数28回/分、$SpO_2$99%、体温36.8℃、尿量ほぼ0(カウントできず)。

血液データ:白血球6300/μL、赤血球362万/μL、Hb11.2g/dL、Ht34.4%、血小板25.6万/μL、総蛋白6.8g/dL、アルブミン3.9g/dL、Na134mEq/L、K7.9mEq/L、Cl109mEq/L、Ca8.5mg/dL、P4.6mg/dL、BUN79mg/dL、Cr6.3mg/dL、UA7.5mg/dL

動脈ガス分析:pH7.16、$PaO_2$98Torr、$PaCO_2$32Torr、HCO_3^-12mmol/L

心電図:HR 44回/分。P波消失、テント状T波、房室調律

【入院後経過、透析条件・方法】

採血で高カリウム血症、心電図でP波の消失、テント状T波、房室調律を認め、$CaCl_2$20mL静脈注射、重炭酸水素ナトリウムの点滴を開始。透析装置はDBB、透析液はカーボスターL、ダイアライザはPES15Eα(1.5m²)、抗凝固剤ヘパリン(開始時500単位、持続500単位/時)を使用、自己血管内シャント(左前腕)を穿刺、血流量200mL/分、透析液流量500mL/分実施。透析開始時、血清K値7.0mEq/L、心拍数は40台/分であったが、透析開始40分程度で、心電図モニター上心拍数70台/分、P波出現あり。透析終了時(4時間経過後)、血清K 4.5mEq/Lを確認した。高カリウム血症の原因はACE阻害薬、食事(カリウム摂取過剰)、アシドーシスなどが考えられ、食事指導と今後の高カリウム血症の予防治療のため入院となった。

column

アシドーシスとアルカローシス

血中pHを下げる病態をアシドーシス、血中pHを上げる病態をアルカローシスといいます。

アシドーシスとアルカローシスには、CO_2変化がきっかけとなる「呼吸性」、HCO_3^-変化の「代謝性」があり、$CO_2 + H_2O \Leftrightarrow H_2CO_3 \Leftrightarrow HCO_3^- + H^+$で示されます。代謝性アシドーシスの場合、一時性変化としてpH・HCO_3^-が下がりますが、換気の調節により動脈血二酸化炭素分圧（$PaCo_2$）を下げ（代償性変化）、pHを正常に近づけさせます。ただし、完全には正常化しません。

column

糖尿病合併症（網膜症・腎症・神経障害）

長期にわたり高血糖状態が持続すると、全身性の細小（微小）血管障害を引き起こします。

	合併症		特徴・症状
慢性合併症	三大合併症	糖尿病網膜症	網膜の血管障害により生じ、進行すると視力低下となる（成人の失明原因として多い）。
		糖尿病性腎症	毛細血管からなる糸球体に障害が生じる。アルブミン尿・たんぱく尿が出現する。
		糖尿病神経障害	神経組織の血行障害や代謝異常により生じる。感覚・運動神経障害や自律神経障害を生じることが多い。特に足部に症状が出現し、感覚鈍麻となる。
	動脈硬化		糖尿病は動脈硬化の危険因子の1つであり、虚血性心疾患や脳血管障害、下肢の閉塞性動脈硬化症を生じる。
	糖尿病足病変		神経障害や血行障害、外傷、感染症などが関連して潰瘍や壊疽が出現する。
急性合併症	糖尿病ケトアシドーシス（DKA）		1型糖尿病患者に多い。インスリン注射の中断や感染が原因となり、極度のインスリン作用不足により糖利用の低下と脂肪分解の亢進、高血糖・高ケトン血症・ケトアシドーシスが出現する。症状としては、意識障害、口渇、多飲、多尿、血中・尿中ケトン体上昇、呼気アセトン臭がみられる。
	高浸透圧高血糖症候群（HHS）		2型糖尿病患者に多い。感染や脱水が原因となり、高血糖と脱水による血漿浸透圧の上昇、浸透圧利尿によりさらに脱水・高血糖を生じる。症状として、意識障害、痙攣、皮膚・粘膜の乾燥、血圧低下などがみられる。

column

高カリウム血症

カリウムは細胞膜の静止膜電位を決定するうえでの最重要因子です。そのため、高カリウム血症では細胞膜の興奮性の異常により筋力低下、弛緩性麻痺、致死性不整脈を生じるため、注意が必要です。

【高カリウム血症の定義】＞5.0mEq/L

【原因】①K摂取過剰（輸血、K製剤投与、高K含有食、代用塩、消化管出血）

②細胞外シフト：pH低下（アシドーシス）、β受容体拮抗薬、インスリン欠乏、細胞崩壊（溶血・内出血・横紋筋融解症）、高血糖

③K排泄量低下：腎機能低下、アルデステロン欠乏、Ⅳ型尿細管性アシドーシス、急激な塩分制限、薬物

【症状】①心伝導障害：不整脈・心室細動（VF）・徐脈・心停止

②神経・筋障害：低換気（呼吸筋麻痺）・脱力・筋力低下・弛緩性麻痺・下痢

▼高カリウム血症の心電図

・腎機能の低下によって高カリウム血症が生じると、心電図でテント状T波（①）がみられる。
・より高度となるとQRS幅延長（②）やP波の減高、QRS波とT波の区別が不明瞭などの所見もみられる。
・重篤な高カリウム血症では、心室細動（VF）などの致死性不整脈や心停止をきたすこともあるため、注意が必要である。

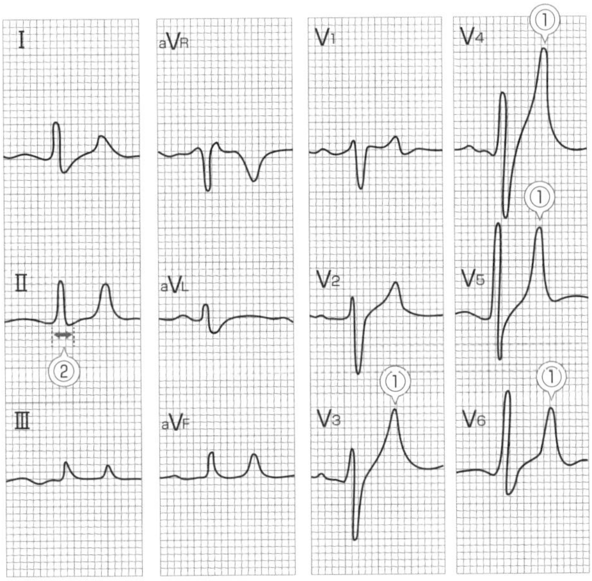

出典：医療情報科学研究所：病気がみえる vol.8 腎・泌尿器 第3版、メディックメディア、2019、p.218

慢性腎不全患者の看護過程

●情報収集とアセスメントの視点

慢性腎臓病（CKD）では、重症度分類での現在のステージ、ステージに対する治療方針、現在の症状・原因疾患の把握、今後進行した際に生じる症状・原因疾患からの合併症の予測、CKDの危険因子（リスクファクター）のコントロールなど、効果的な進行防止につなげられるように、ヘンダーソン14項目のそれぞれにおいて必要な情報（S・O情報）の抽出、アセスメント（情報の解釈・分析）をすることが大切です。

慢性腎臓病は身体機能や生活行動、生命維持に重要な影響を及ぼすことから、アセスメントの視点として、まずは常在条件・病理的状態によりIさんに起こりえる状態を整理してから、ヘンダーソン14項目の枠組みごとにアセスメントします。アセスメントの際には、①得られた情報の解釈（正常・異常）、②なぜその状況が生じているのか（保てているのか）について原因・誘因から情報を解釈・分析、③今後の予測（よい状態、変化する可能性、リスク）により、対象のニーズの充足・未充足を判断し、看護問題の明確化につなげることが重要です。

●アセスメントの視点

常在条件

年齢、性別、疾患や病態以外の身体的・心理的・社会的状態（本人・家族の生活制限・進行・予後に対する不安や受け止め、本人や家族の目標、健康管理行動、経済的負担、家族への支援など）です。

セルフケア：慢性腎臓病、進行、透析治療、食事、生活についての本人・家族の受け止めや否定、理解、アドヒアランス、セルフケアの必要性と具体的方法、健康管理行動に関する情報が必要になります。

医療連携：血液透析患者は週3回透析クリニックなどの外来に通院しており、合併症や原疾患の悪化などにより入院治療が必要な際は他の医療機関との連携、在宅医療との連携の情報も重要になります。

経済的負担：経済的状況に応じて、医療費助成の情報提供をするためには、特定疾病療養受領証（医療費の助成）、身体障害者手帳の申請、障害年金、介護保険の利用などの情報収集も必要になります。

治療方針の変更と意思決定：慢性腎臓病のステージ、認知機能、身体能力、腎機能や合併症の状態の変化により、治療方針の変更を余儀なくされます。血液浄化療法（透析療法）の導入や腎移植の検討の際には、本人や家族に身体的・心理的・社会的負荷がかかるため、意思決定のための情報提供と本人・家族の希望の抽出のために、意思決定に関する情報収集をどのステージでも継続しなければなりません。

病理的状態

慢性腎臓病のステージに応じた症状・合併症：末期腎不全期に出現する症状と合併症です（次ページの表）。この視点から情報収集し、解釈・分析を進めることで、病態を含めたアセスメントにつながります。

▼慢性腎臓病のステージに応じた症状・合併症

	障害部位	症状		合併症
機能ネフロンの減少	糸球体障害	糸球体濾過量（GFR）低下	尿毒素の排泄 低下	尿毒症（P.117参照）
			細胞外液 増加	高血圧 浮腫 うっ血性心不全 肺水腫
		糸球体係蹄壁透過性上昇	蛋白尿	低アルブミン血症
	尿細管障害	電解質排泄障害 酸塩基平衡異常		高カリウム（K）血症（P.123参照） 高リン（P）血症 代謝性アシドーシス
	髄質障害	尿濃縮力・希釈力 低下		等張尿 夜間多尿
	エリスロポエチン（EPO）産生 低下			腎性貧血
	活性剤ビタミンD産生 低下			低カルシウム（Ca）血症
	副甲状腺ホルモン（PTH）上昇			CKD-MBD 二次性副恒常性機能亢進症
	止血・凝固異常			出血傾向

●ヘンダーソンの14項目の枠組みでの包括的アセスメント

病理的状態からのアセスメント

カリウム7.9mEq/Lにより高カリウム血症が予期され、白血球増加・血小板増多・溶血による流出などの偽性高カリウム血症を除外されたこと、外来維持透析の定期採血で透析前の血清カリウム値が5.2～5.5mEq/L、心電図変化もあったことから真性高カリウム血症と診断されました。真性高カリウム血症の原因は、細胞内外のカリウム分布異常が多いこと、アシドーシス、インスリン不足、横紋筋融解により細胞内➡外へのカリウムの移動が生じて起こります。アシドーシスと血清カリウム値の関係をみるとpHの0.1低下に伴い血清カリウムが0.5mEq/L上昇するといわれており、そのことはIさんの検査データからも読み取れます。

また、排泄遅延の原因としては、腎機能低下、アルドステロン作用の低下、薬剤（ACE阻害薬/ARB）過剰摂取などが挙げられます。カリウムの排泄経路は腎臓が9割、腸管が1割であり（腎機能低下とともに腸管からの排泄率が50%程度まで増加する説もある）、腎臓が廃絶している透析症例では腸管からのカリウム排泄が主となるが、これをACE阻害薬/ARBが抑制するため、高カリウム血症が生じたと考えられます。

高カリウム血症の治療としては、まず塩化カルシウムの静注を行うことで、（血清カリウム値は低下しないが）細胞膜興奮性の安定化作用、カリウムの心毒性に拮抗し、心電図異常に有効であるといわれています。効果は速効性ではあるものの、持続時間はあまり長くないため（数分で効果が出現、30～60分持続）、併用して、重炭酸静注（細胞外液をアルカリ化することで細胞内へカリウムの移動を促進）が実施されました（15分程度で効果出現、数時間持続）。

これらの治療により血清カリウム値は低下しますが、体内総カリウム量には変化がないので、効果が消えればまた血清カリウム値は上昇してしまいます。そのため、総カリウム量を減少させる目的で、食事療法と陽イオン交換樹脂（ポリスチレンスルホン酸カルシウム：カリウムの便中排泄を促進）の経口投与のために入院となりました。

▼ヘンダーソンの枠組みによる総括的アセスメント

ヘンダーソンの枠組み（基本的欲求）	アセスメントに必要な主観的情報（S）客観的情報（O）（入院1日目：4月21日）	アセスメント（情報の解釈・分析）①情報解釈（正常・異常）、②情報分析（原因・誘因）、③今後の予測（リスク）※下線は看護問題に直結するアセスメント
1. 正常に呼吸する（循環含む）	S：「大丈夫だよ。ちょっと胸が違和感あって脈が遅くなったから心配したけど、今は何も症状ないし、呼吸も苦しくない」 O： ・意識レベル清明。認知問題なし、頭痛眩暈・痙攣・振戦・しびれなし。 ・呼吸回数28回/分・規則的・胸式呼吸・努力呼吸（鼻翼・口・すぼめ・補助呼吸筋使用）なし・胸郭の動き左右対称・浅い。$SpO_2$99%。気管呼吸音・気管支肺胞呼吸音・肺胞呼吸音は左右差・副雑音・呼気延長・増強なし。喀痰・咳嗽なし。 **【シャント】** ・視診：くびれ・分岐なし、血管の張りは強く、腫脹・硬結なし、周囲静脈の怒張なし。 ・触診：スリル強い。 ・聴診：連続した低い音。 **【透析開始時】** ・血圧162/98mmHg、脈拍44回/分（整脈、2+、左右差なし）、58kg、頸静脈の怒張なし、胸部不快・胸痛なし、心尖拍動胸骨中線7cm。 ・心電図モニター：HR 44回/分、P波消失、テント状T波、房室調律、K7.9 mEq/L、心音：大動脈弁・肺動脈弁・三尖弁・僧帽弁領域：雑音なし。 **【透析中の血圧変動】** ・150-170/94-100mmHgにて経過。 **【透析終了時】** ・血圧168/100mmHg。 ・心電図モニター上心拍数70台/分、P波出現あり。血清カリウム4.5mEq/L、体重55.5kg（−2.5kg）、頸静脈の怒張なし、胸部不快・胸痛なし、心尖拍動胸骨中線7cm。 ・心音：大動脈弁・肺動脈弁・三尖弁・僧帽弁領域：雑音なし。 ・浮腫（脛骨・足背）3+。冷感あり。 ・24時間心電図装着中。	**【意識】【呼吸】** 意識レベル（覚醒度・意識内容）問題なし、頭痛・痙攣・振戦なしであることから、尿毒症症状の中枢神経症状は生じていないと考えられる。また、pH 7.16より代謝性アシドーシスが生じており、低下が進むと血圧低下・不整脈・見当識障害など意識障害が生じる可能性があるが、現在は意識に問題ない。<u>呼吸状態としては、代謝性アシドーシスの代償性変化として呼吸回数が増加している。</u>肺音が清明であること、副雑音はないこと、X-Pから胸水貯留などの尿毒症症状は現在生じていないが、Iさんは末期腎不全であり、尿中への排泄低下により体内に過剰に毒性を発揮した物質が蓄積（尿毒症）する可能性が高く、代謝性アシドーシスによる<u>意識状態や呼吸状態の変化、糸球体濾過量の低下による肺水腫、ガス交換障害の危険性は継続している。</u> **【循環】** カリウム摂取過剰、カリウム細胞外シフト、カリウム排泄量低下により、カリウム7.9mEq/Lと高カリウム血症が生じており、心電図上、心伝導障害が生じている。透析中に$CaCl_2$20mL静脈注射、重炭酸水素ナトリウムの点滴にて、透析終了後は心電図モニター上心拍数70台/分、P波出現あり、と循環の異常は消失した（心伝導障害の原因の血清カリウムもK4.5 mEq/Lと正常範囲内になった）。しかし、これらの治療は<u>体内総カリウム量には変化がないので、効果が消えればまた血清カリウム値は上昇する危険が考えられ、心室細動や心停止に至る可能性もある。また、透析の除水により血圧変動が生じやすいこと、現在うっ血性心不全の兆候はないが、電解質の急激な変化から入院後も浮腫、うっ血性心不全など循環への影響は可能性が高いと考えられる。</u> #心拍出量減少 #ガス交換障害

ヘンダーソンの枠組み（基本的欲求）	アセスメントに必要な主観的情報（S）客観的情報（O）（入院1日目：4月21日）	アセスメント（情報の解釈・分析）①情報解釈（正常・異常）、②情報分析（原因・誘因）、③今後の予測（リスク）※下線は看護問題に直結するアセスメント
2.適切に飲食する	S：「食欲なかったし、胃もむかむかしていたし、果物はダメってわかっていたんだけど、ちょっとならいいかなと思って、週末は食べちゃったんだよ。あ、水は我慢したよ？　いつもは宅配弁当を7割と、少し間食」 O：身長160cm、体重58kg、BMI22.65 前回の透析終了時55.3kg（+2.7kg、増加率4.88%） **【入院前】** ・経口水分量100mL/日（入院前）。 ・腎臓食宅配サービス（弁当×1日3食、週5回）を7割摂取。間食はもちが多い。 **【入院後】** ・常食1700kcal（塩分5.8g/日、タンパク40g/日、カリウム1500mg以下）全量摂取。 総蛋白6.8g/dL、アルブミン3.9g/dL、ナトリウム134mEq/L、カリウム7.9mEq/L、Cl109mEq/L、カルシウム8.5mg/dL、P4.6mg/dL、HbA1c 7.2%、BS68mg/dL（空腹時血糖）、随時血糖190mg/dL、グリコアルブミン（GA）24%。 ・インスリン自己注射：毎食前に超即効型をスケールに従って注射。 ・一部義歯あり（取り外し可能）。 ・口臭・悪心・食欲不振あり。 ・嗅覚：におい感じる。 ・視覚：眼鏡使用。10m程度まで視界あり。 ・食事摂取行動自立。	**【栄養・水分摂取量】** 末期腎不全の症状の1つである電解質排泄障害・酸塩基平衡異常・活性剤ビタミンD産生低下によるカルシウム血症、リン代謝異常は生じていない。また、体重増加として、透析間の体重増加DW（ドライウェイト）3～5%以内を保つことができ、水分摂取量範囲内、食事制限に注意することができている。しかし、尿毒症の症状の1つである消化器症状として食欲不振や悪心・吐気が生じており、食事制限として果物が禁止ということをIさんは知識として習得しているが健康管理行動として適切に制限を守ることができず、また重症感の自覚が不足しており、カリウムを多く含有する果物を摂取してしまっている。 血糖の観点から、HbA1cはやや高いものの、BS（空腹時・随時）、GAは正常範囲内であり、インスリン超即効型によりコントロールできていると考えられる。しかし、一方で空腹時BS68mg/dLであること、末期腎不全（腎機能が低下）に伴い、血糖を上げる能力も低下し、低血糖に対する対処ができないことから、低血糖を引き起こしやすい状態である。 尿毒症の症状の1つである消化器症状として食欲不振や悪心・吐気が生じており、食事が十分に摂取できない状態が週末に続いたこと、Alb3.9g/dLからも低栄養の可能性も継続している。 #電解質平衡異常リスク状態 #非効果的健康管理 #血糖不安定リスク状態

ヘンダーソンの枠組み（基本的欲求）	アセスメントに必要な主観的情報（S）客観的情報（O）（入院1日目：4月21日）	アセスメント（情報の解釈・分析）①情報解釈（正常・異常）、②情報分析（原因・誘因）、③今後の予測（リスク）※下線は看護問題に直結するアセスメント
3.あらゆる排泄経路から排泄する	S：「最近、便の出が悪かったかもしれない」 O： ・排便1回/1～4日（自然排便・やや硬便～泥状便を繰り返す・中等量）・下剤使用なし。最終排便4日前。 ・腸蠕動音「ぐるぐる」15秒で1回。 ・腹部膨満・緊満なし。 ・腹部皮膚：発疹・出血・静脈怒張なし。 ・腹部全体の打診で鼓音。 ・浅い触診で疼痛・腫瘤なし。 ・尿量ほぼ0（カウントできず）。 ・BUN79mg/dL（正常値8.0～22.0mg/dL）。 ・Cr6.3mg/dL（男性正常値0.61～1.04mg/dL）、UA7.5mg/dL。 **【水分出納バランス】** ・前回の透析終了時55.3kg、透析前体重58kg（+2.7kg、増加率4.88%）、透析後体重体重55.5kg（－2.5kg）。 ・浮腫（脛骨・足背）3+あり。冷感あり。	**【排便】** 泥状便～硬便を繰り返し、1回/1～4日と不規則であり、<u>尿毒症の症状の1つである自律神経症状により排便コントロールが難しい状態であると考えられる。</u>最終排便4日までであることからもK排泄量低下によりカリウム7.9mEq/Lと高カリウム血症が生じていると考えられる。また、便秘は尿毒症の症状を進行させ、高カリウム血症の原因となることを説明・指導されているはずであるが、最終排便4日となるまで、下剤の使用など排便を促すための健康管理行動ができていない。 **【排尿】** 腎臓は代謝産物や異物の排泄、水・電解質バランス、体液量、浸透圧、酸・塩基平衡の調整を担う働きがあるが、Iさんは<u>末期腎不全</u>であり透析導入中のため腎臓はほとんど機能していない状態であると考えられる。<u>尿量0であることからも腎臓からの排泄機能は残存していない。</u> **【水分出納バランス】** 体重増加として、透析間の体重増加DW（ドライウェイト）3～5%以内を保つことができ、水分摂取量範囲内ではあるが、今回の除水は－2.5kgであり、体内に水分が－0.2kg貯留したことになる。<u>浮腫が継続していることからも、今後も水分出納バランスの平衡が保たれない可能性があり、水分貯留はうっ血性心不全、肺水腫などにつながる可能性が考えられる。</u> ＃体液量平衡異常リスク状態 ＃消化管運動機能障害

ヘンダーソンの枠組み（基本的欲求）	アセスメントに必要な主観的情報（S）客観的情報（O）（入院1日目：4月21日）	アセスメント（情報の解釈・分析）①情報解釈（正常・異常）、②情報分析（原因・誘因）、③今後の予測（リスク）※下線は看護問題に直結するアセスメント
4.身体の位置を動かし、またよい姿勢を保持する	S：「まあ、足元は見えにくいかな、爪も切れないしねぇ。この間も、いつの間にか足ぶつけちゃったみたいで、血が出てたよ。動くと疲れるし、動かないのが一番だね」 O： **【視力】** ・糖尿病性網膜症・尿毒症性網膜症あり。視力測定なし。1ｍ距離の対象物はぼんやり見える。 **【筋骨格・歩行状態】** ・脊柱正中位・彎曲なし。 ・肩・腸骨の位置：左右対称。 ・関節腫脹なし・熱感・疼痛なし。 ・関節可動域（ROM）・MMT：正常範囲内。 ・安静度：病室内フリー。 ・ゆっくり歩行で安定。 ・端座位：安定1時間保持可能。 ・左手シャントあり。左手で荷物を持つなどの行動はみられない。 **【知覚】** ・痛覚・温覚・触覚の左右差はないが、四肢の知覚は鈍麻。 **【貧血・出血傾向】** 赤血球 362万/μL、Hb 11.2g/dL、Ht 34.4%、血小板25.6万。ふらつき・眩暈・息切れなどの症状なし。 **【認知】** 病室外への移動時にはナースコールすることができている。	**【移動・体位の保持】** 糖尿病性網膜症・尿毒症性網膜症の影響により視力が低下しているため、足元の危険物や障害物を把握できない状態にある。また、知覚も鈍麻しているため、障害物により外傷したことにも気づけないリスクが高いと考えられる。 筋骨格系・歩行状態に問題はなく、ゆっくり歩行で安定、安静度・左手の制限も遵守できている。 貧血の自覚症状は現時点で生じていないが、慢性腎不全によるエリスロポエチン産生低下による赤血球増加抑制があり、血液データでは貧血所見があるため、今後眩暈・ふらつきなどの症状が生じる可能性が高く、歩行時の転倒の危険が生じる可能性が考えられる。また、代謝性アシドーシスによる意識障害や高カリウム血症による心伝導障害による転倒のリスクもある。さらに、出血傾向があるため、転倒時の外傷は、出血リスクを高める。 また、貧血による酸素の供給のバランスが崩れていること・尿毒症からの疲労感、活動意欲の低下、活動性の低下が考えられる。 #活動耐性低下 #転倒転落リスク状態 #身体損傷リスク状態
5.睡眠と休息をとる	S：「もともと夜型なんだよ」 O： ・睡眠0-5時（5時間）。夜間ラウンドすると、覚醒してテレビを見ていることが多い。 ・昼間午前・午後1時間くらい昼寝。 ・透析日は、夕飯を食べずに寝てしまうことが多い。 ・睡眠導入薬の使用なし。	**【睡眠量・満足感】** 夜間5時間睡眠、中途覚醒もあるが、本人から不眠の訴えがなく、睡眠と昼寝により十分な睡眠時間・満足感を確保できていると考えられる。しかし、一方で日中・夜間の睡眠時間から良好な睡眠パターンとは言い難く、不規則な覚醒と睡眠は倦怠感・疲労感・意欲・活動の低下につながり、精神的なストレスから認知機能低下を招く可能性もある。

ヘンダーソンの枠組み（基本的欲求）	アセスメントに必要な主観的情報（S） 客観的情報（O） （入院1日目：4月21日）	アセスメント（情報の解釈・分析） ①情報解釈（正常・異常）、②情報分析（原因・誘因）、③今後の予測（リスク） ※下線は看護問題に直結するアセスメント
6.適切な衣服を選び着脱する	S：「これが楽。この服を着るとかゆみが起きにくいんだよ。透析の日は疲れるから、それ以外の日に着替えるよ」 O： ・本人自宅より持参の上下スエットタイプを着用。 ・月・水・金の透析日を避け、更衣を自身で実施。 ・病棟内の洗濯機で本人が洗濯実施。 ・ゆるい毛糸の靴下を着用。	**【衣服の種類、意欲】** 透析を含めた生活パターン、皮膚の掻痒感から衣服の種類、衣服交換周期を自身で決定でき、衣服も自身で準備・交換・清潔のキープを実施できていることから、更衣のセルフケアは実施できていると考えられる。
7.衣類の調節と環境の調節により体温を生理的範囲内に維持する	S：「足冷えるから、靴下はずっと履いている」 O： ・浮腫（脛骨・足背）3＋あり。 ・冷感あり。 ・タオルケットと毛布を使用中。 ・体温：36.8℃。 ・発汗・発熱・熱感・悪寒なし。	**【環境の調整、体温調整】** 「足冷えるから、靴下はずっと履いている」という発言、自身で着脱をしていることから、環境（室温）と体温の変化を感じ取り、環境の調整を自身で実施できている。体温も正常範囲内であり、発熱・熱感・温感・発汗がないことから熱の産生と放散のバランスの調整ができており、体温調節機構（視床下部にある体温調節中枢によるコントロール）が働いていると考えられる。
8.清潔を保持する	S：「熱いタオルやせっけんはかゆくなる。そっと押さえ拭きしているよ」 O： ・清潔指示：清拭・洗髪可。 ・1回/2日清拭（タオル渡すだけで自身で実施）。 ・1回/3日洗髪（洗髪台で後屈位）。 ・トイレ時ウォシュレット施行。 ・清拭・洗髪実施後、呼吸状態・循環動態影響なし。 ・洗面：洗面所にて自身で顔洗い、ひげそり実施。手の爪は自身で爪切り可能。足の爪肥厚あり、伸びている。 ・口腔ケアは洗面所にて自身で実施。 ・皮膚の乾燥・掻痒感著明。 ・色素沈着全身にあり。 ・背中、側腹部に掻爬痕（そうはこん）あり。 ・痛覚・温覚・触覚に左右差はなし。四肢の知覚の鈍麻あり。 ・湿潤なし。日中座位が多く、仙骨・尾骨部に発赤（除圧により発赤消失）。 ・皮膚汚染なし。 ・足の乾燥・ひび割れ・爪の肥厚あり。胼胝（たこ）・鶏眼・腫脹・潰瘍・白癬（はくせん）・壊疽なし。	**【清潔の保持】** 安静度により入浴・シャワー浴は不可であるが、清拭と洗髪の実施により皮膚の清潔は保たれており、タオルを渡すことで、自身で皮膚状態に注意しながら拭くことができていることから、清潔に対するセルフケアは現時点で問題は生じていないと考えられる。 **【褥瘡】** 仙骨・尾骨部に除圧により消失する発赤が生じている。また、軽度の知覚障害あり3、湿潤なし4、活動性時々歩行3、自由に体動4、栄養状態不良1、摩擦問題なし3によりブレーデンスケール18点であること、皮膚の乾燥・掻痒感・掻爬痕・浮腫・知覚障害により今後褥瘡、皮膚や粘膜への損傷を生じやすい状況であると考えられる。 **【皮膚への障害】** 糖尿病性腎症・末期腎不全から四肢に知覚の鈍麻が生じており、背中・側腹部に掻爬痕があること、視力低下により危険物に気づけないことからも今後、皮膚への損傷の可能性がある。

ヘンダーソンの枠組み（基本的欲求）	アセスメントに必要な主観的情報（S）客観的情報（O）（入院1日目：4月21日）	アセスメント（情報の解釈・分析）①情報解釈（正常・異常）、②情報分析（原因・誘因）、③今後の予測（リスク）※下線は看護問題に直結するアセスメント
8.清潔を保持する（続き）		また、皮膚汚染はないものの、皮膚の乾燥・ひび割れ・爪の肥厚があり、観察・清潔などのフットケアを今後継続する必要がある。 ＃褥瘡リスク状態 ＃組織統合性障害リスク状態
9.環境の様々な危険因子を避け、また他人を傷害しないようにする	S：「片づけるのは苦手」 O： ・ゴミ箱周囲にゴミが散乱。 ・オーバーテーブルに荷物積み重なる。 ・オーバーテーブルに汚れが付着。 ・点滴棒と点滴のルートがねじれる。 ・靴はそろえずベッド下にある。 ・テレビのヘッドフォンのコード、ナースコール、リモコン、新聞はベッド上にあり、時折下敷きになっている。	**【快適かつ安全な環境】** オーバーテーブルの汚れの付着、ゴミの散乱、汚染物の放置、荷物の積み重なりにより、快適な環境が保たれているとはいえない。 また、点滴の位置が適切とはいえず、点滴棒にぶつかる可能性、倒れる可能性は、点滴の抜去につながる。視力低下・知覚鈍麻により障害物や危険物の察知、回避ができないこと、環境を自身で整備できないことによる外傷や転倒、環境汚染のリスクが高い。 ＃身体損傷リスク状態
10.コミュニケーション	S：「不安なことはないよ。透析導入して長いし、合併症についても何度も説明受けているからね。ごめんごめん。わからないことがあれば聞くよ」 O：入院中は安静度を守ることができており、必要時はナースコールを押すことができている。同屋（4人部屋）の他の患者とも会話をしている。	医療者との関わり、同室患者との関わりから、現時点では言語的コミュニケーションのニーズは充足している。また、「不安はない」「質問する」との言動からも、自分の情緒や考えを表出することができている。
11.信仰・宗教	S：「特に大事にしているものとかはない。毎日仏壇に手を合わせているけどね。これまでも一人で決めてきた」 O：特定の信仰はない。	特定の信仰はなく、入院生活や治療の意思決定に影響を受けるような関連因子は特にない。
12.達成感をもたらす生産的活動	S：「もう両親もいないしさ。俺一人だからなあ。長く生きてても仕方ないと思うけど、こんな生活が3年だからね」 O：65歳まで会社員（金融業）。 一人暮らし、両親は10年前に他界。	定年退職後の社会的役割の喪失、家族の喪失、明確な役割遂行の目標がないこと、一人暮らしであることから、社会的孤立となるリスクが高い。 ＃社会的孤立
13.レクリエーション	S：「楽しみ？　ないない。テレビをつけてるけど、見てるわけではない。自分が何かしたからといって、生活や治療が何か変わるわけではないからね」 O：入院中もTVでニュースを流していることが多い。	自分の行動が今後の自分の生活や治療によい影響を及ぼすわけではないという考えから、自分で自身の生活をコントロールする意思がみられない。社会的孤立の影響もあり、社会からの疎外感、ケアへの参加が健康向上に寄与しない、役割の喪失などから無力感につながっていると考えられる。＃無力感

ヘンダーソンの枠組み（基本的欲求）	アセスメントに必要な主観的情報（S）客観的情報（O）（入院1日目：4月21日）	アセスメント（情報の解釈・分析）①情報解釈（正常・異常）、②情報分析（原因・誘因）、③今後の予測（リスク）※下線は看護問題に直結するアセスメント
14.正常な発達、健康を導く学習活動	S：「40歳で糖尿病と高血圧といわれていたんだけど、俺のまわりはみんなそんなもんだったからさ。俺も大丈夫って思っちゃって。60歳のときには糖尿病のコントロールが難しくて糖尿病性腎症？　って言われたわ。そこから食事療法と糖尿病・慢性腎臓病に対して12年内服治療してきたけどね。3年前ついに透析だわ」 O： ・40歳時に検診で高血圧・糖尿病を指摘されたが、精査・受診しなかった。 ・60歳糖尿病、糖尿病性腎症、高血圧の内服治療開始。 ・3年前透析開始。自己管理表はところどころ記載漏れがあり。	透析導入から3年が経過し、食事療法・排便コントロール、糖尿病の合併症、末期腎不全の症状、尿毒症についても理解することはできている。しかし、無力感・社会的孤立・ソーシャル不足などからも、治療に対して積極的に取り組むこと、制限を守ること、危険因子を減らす行動につながっていないため、自己管理表の記載漏れがあり、食事制限・排便コントロールができていないと考えられる。 ＃非効果的健康管理

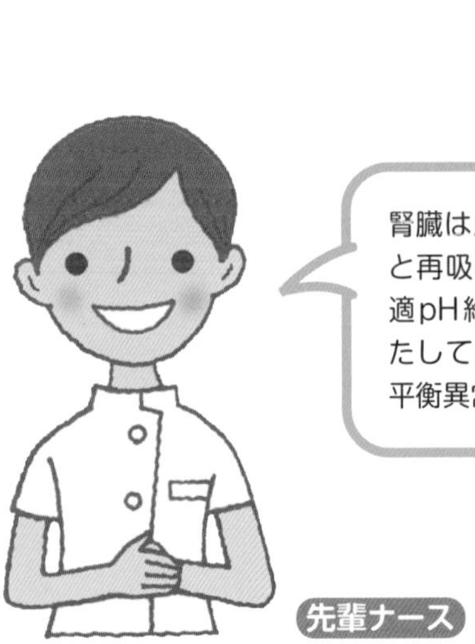

腎臓は血漿浸透圧の維持、物質の排泄と再吸収を行い、水分出納、体液の至適pH維持（pH7.4±0.5）の役割を果たしているので、電解質異常、酸塩基平衡異常にも直結しているんですね。

先輩ナース

体液の組成

細胞内液と細胞外液は、細胞膜により仕切られています。また、細胞外液は組織間液と血漿で構成されており、血管壁により仕切られています。細胞膜に存在する輸送体はナトリウムイオン(Na^+)を細胞外に、カリウムイオン(K^+)を細胞内に輸送しており、細胞内外におけるNa^+とK^+の濃度差を維持しています。

▼主なイオン濃度(mEq/L)

イオン	細胞内液	細胞外液(血漿)
Na^+	12	142
K^+	140	4
Cl^-	5	104
HCO_3^-	10	24
リン酸	130	2

カリウム代謝

カリウム(K)は、大部分が細胞内に分布し、Kは細胞内の主要な陽イオンです。通常、ヒトは約1～2mEq/kg体重/日のカリウムを摂取し、尿より40～100mEq/日排泄します。そして便から5～10mEq/日、汗より10mEq/日以下のKを排出します。血清カリウム濃度は、主に細胞内・細胞外のシフト、腎臓でのカリウム排出によって調整されます。

慢性腎不全から高カリウム血症の診断を受けたIさんの全体関連図

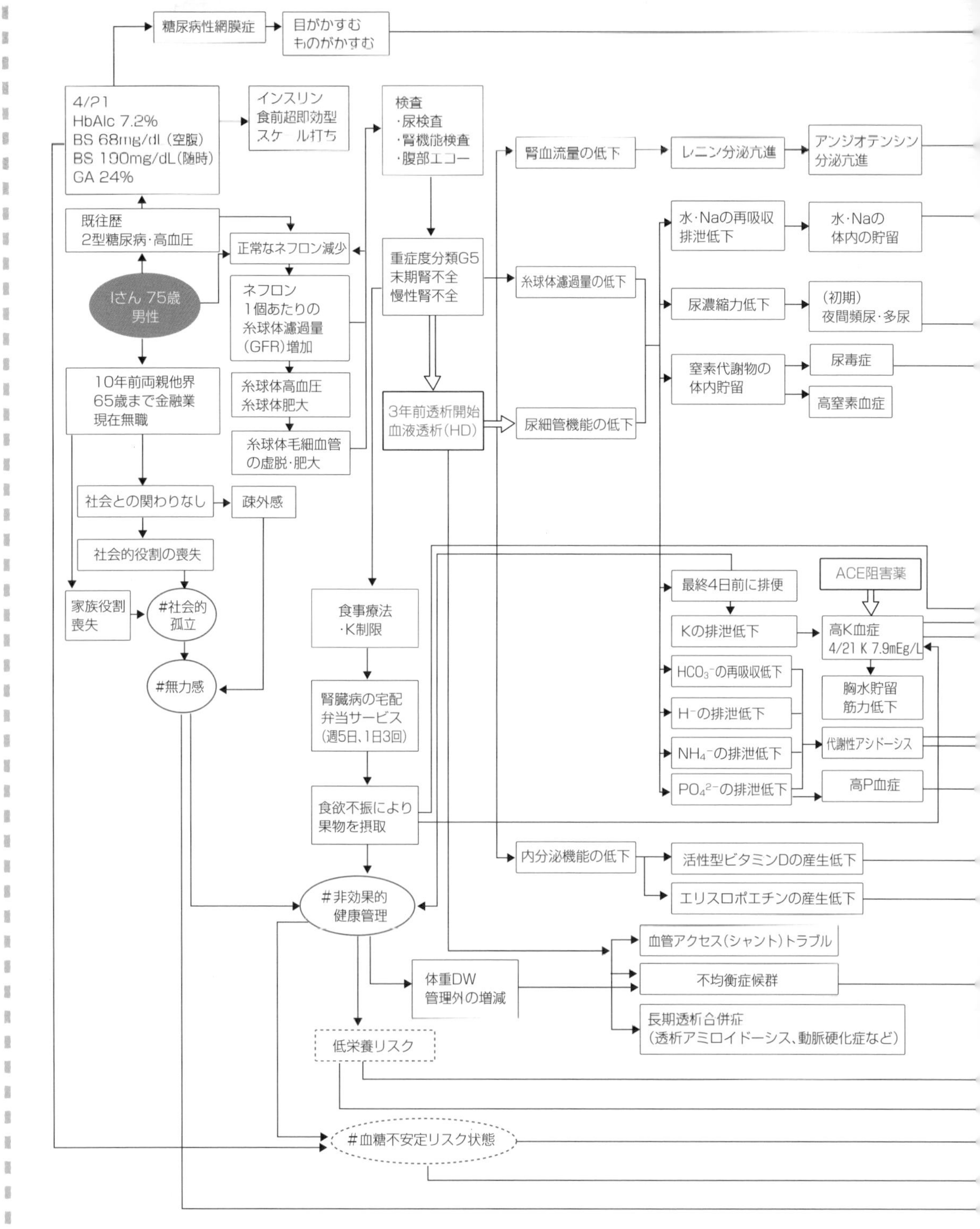

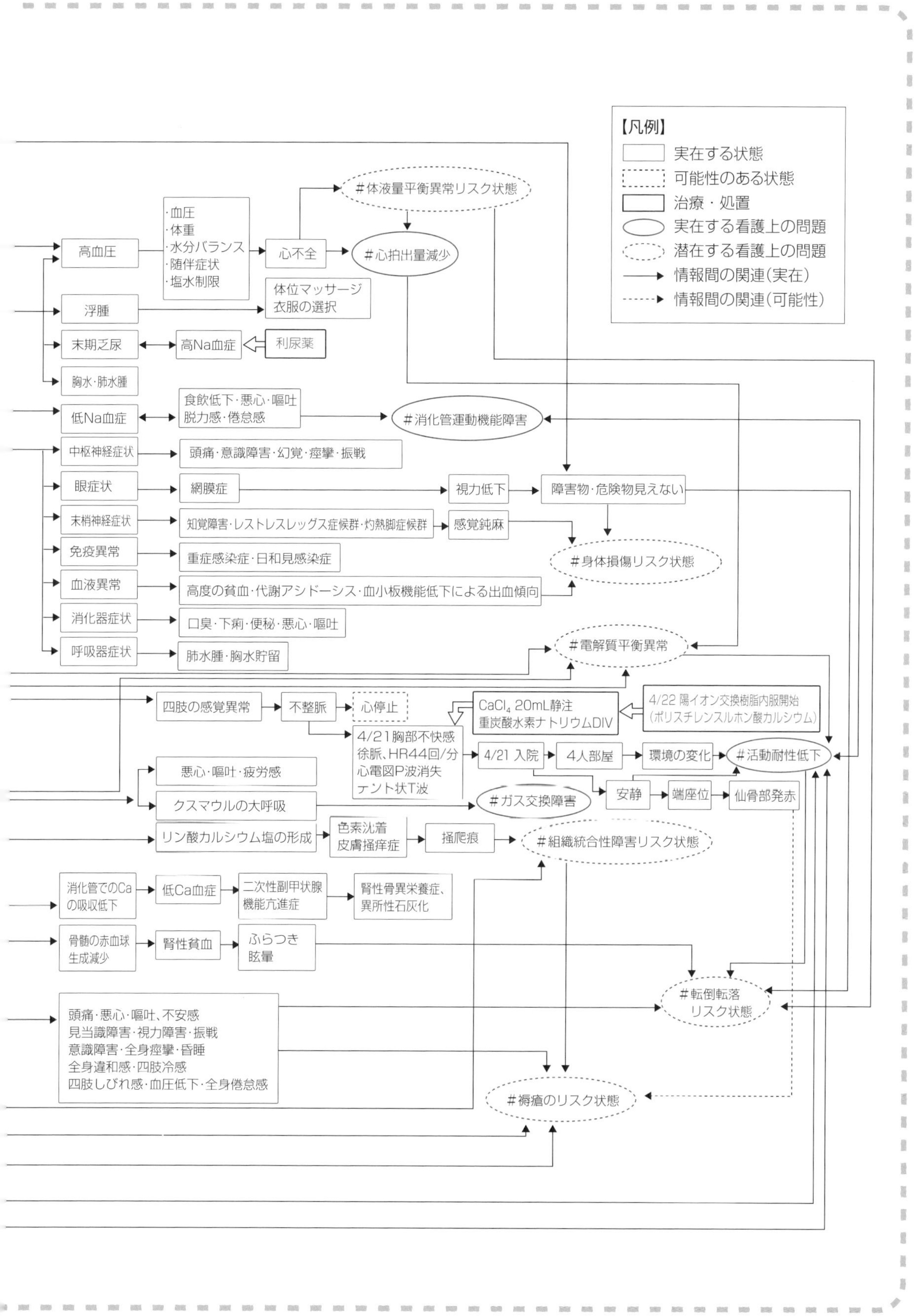
【凡例】
実在する状態
可能性のある状態
治療・処置
実在する看護上の問題
潜在する看護上の問題
情報間の関連(実在)
情報間の関連(可能性)
高血圧
・血圧
・体重
・水分バランス
・随伴症状
・塩水制限
心不全
＃体液量平衡異常リスク状態
＃心拍出量減少
浮腫
体位マッサージ
衣服の選択
末期乏尿
高Na血症
利尿薬
胸水・肺水腫
低Na血症
食飲低下・悪心・嘔吐
脱力感・倦怠感
＃消化管運動機能障害
中枢神経症状
頭痛・意識障害・幻覚・痙攣・振戦
眼症状
網膜症
視力低下
障害物・危険物見えない
末梢神経症状
知覚障害・レストレスレッグス症候群・灼熱脚症候群
感覚鈍麻
免疫異常
重症感染症・日和見感染症
＃身体損傷リスク状態
血液異常
高度の貧血・代謝アシドーシス・血小板機能低下による出血傾向
消化器症状
口臭・下痢・便秘・悪心・嘔吐
呼吸器症状
肺水腫・胸水貯留
＃電解質平衡異常
四肢の感覚異常
不整脈
心停止
CaCl4 20mL静注
重炭酸水素ナトリウムDIV
4/22 陽イオン交換樹脂内服開始
(ポリスチレンスルホン酸カルシウム)
4/21胸部不快感
徐脈、HR44回/分
心電図P波消失
テント状T波
4/21 入院
4人部屋
環境の変化
＃活動耐性低下
悪心・嘔吐・疲労感
クスマウルの大呼吸
＃ガス交換障害
安静
端座位
仙骨部発赤
リン酸カルシウム塩の形成
色素沈着
皮膚掻痒症
掻爬痕
＃組織統合性障害リスク状態
消化管でのCa
の吸収低下
低Ca血症
二次性副甲状腺
機能亢進症
腎性骨異栄養症、
異所性石灰化
骨髄の赤血球
生成減少
腎性貧血
ふらつき
眩暈
＃転倒転落
リスク状態
頭痛・悪心・嘔吐、不安感
見当識障害・視力障害・振戦
意識障害・全身痙攣・昏睡
全身違和感・四肢冷感
四肢しびれ感・血圧低下・全身倦怠感
＃褥瘡のリスク状態

腎不全の看護問題

ヘンダーソンの14項目の枠組みで情報の解釈・分析を行い、原因・誘因の関連性も考えながら「ニーズの未充足」部分を整理・分類し、看護援助が必要な「看護問題」を抽出します。このchapterではNANDA-1看護診断2018-2020を参照し、原因・誘因とともに問題名を挙げます。

▼看護問題

領域	問題名
ヘルスプロモーション	#無力感・自覚する利益・ソーシャルサポート・重症感・セルフマネジメントの不足に関連する非効果的健康管理
栄養	#糖尿病管理・食事摂取量が不十分・非効果的健康管理に関連した血糖不安定リスク状態
	#食欲不振・腎機能障害・不適切な食事制限に関連した電解質平衡異常リスク状態
	#食欲不振・腎機能低下・下痢・DW範囲外の体重増加に関連した体液量平衡異常リスク状態
排泄と交換	#悪心・吐気・自律神経症状・食事変化に関連した消化管運動機能障害
	#代謝性アシドーシスによる動脈血ガス・pHの変化に関連したガス交換障害
活動・休息	#動脈血ガス・pHの変化による心電図変化・倦怠感・無力感に関連した活動耐性低下
	#電解質排泄障害・酸塩基平衡異常・糸球体濾過量（GFR）低下に関連する心拍出量減少
コーピング	#社会的孤立・疎外感・ケアの参加が健康向上に寄与しない・役割の喪失に関連した無力感
安全・防御	#腎性貧血・意識障害や心伝導障害・活動低下に関連した転倒転落リスク状態
	#障害物や危険物の察知・回避、環境汚染、免疫低下による身体損傷リスク状態
	#知覚障害・活動低下・栄養状態・皮膚乾燥・浮腫に関連した褥瘡リスク状態
	#皮膚の乾燥・掻痒感・掻爬痕・浮腫・栄養状態に関連した組織統合性障害リスク状態
安楽	#社会的役割・家族役割喪失に関連した社会的孤立

●看護計画・実施・評価

看護問題で挙げられた14の問題のうち、今回は発症の原因かつ退院後も優先順位の高い看護問題である「#無力感・自覚する利益・ソーシャルサポート・重症感・セルフマネジメントの不足に関連する非効果的健康管理」について看護目標・計画を立案し、実施・評価を行います。Iさんの場合、食事療法と陽イオン交換樹脂（ポリスチレンスルホン酸カルシウム：Kの便中排泄を促進）経口投与のコントロールができた時点で退院の可能性が高いため、入院直後から本看護問題を立案、実施する必要があります。

▼看護計画・実施・評価

看護問題	#無力感・自覚する利益・ソーシャルサポート・重症感・セルフマネジメントの不足に関連する非効果的健康管理
長期目標	カリウム（K）コントロールができ、合併症を起こすことなく、食事療法と内服に関してのアドヒアランスが可能になり早期に退院できる。
短期目標	効果的健康管理が行える（3日後）。
OP	1）バイタルサイン 体温、意識レベル（JCS/GCS）、血圧：至適血圧の維持、脈圧 瞳孔所見：瞳孔径・左右差・直接反射・対光反射・眼位・眼球運動・心電図モニター 脈拍：回数・リズム・強さ・左右差・橈骨動脈・足背動脈 呼吸：回数・リズム・深さ・呼吸音・呼気吸気の比・型・左右差・努力呼吸の有無・胸郭の動き・SpO_2、痰（ピンク色・泡沫・血痰）・咳嗽の有無 2）年齢、理解力、認知力、学習能力、指導内容の理解度と反応 3）病状・治療内容、合併症の有無・程度、既往歴、ADLへの影響 4）透析前後の状態・兆候：不均衡症候群、不整脈、血圧変動、虚血性心疾患、出血、脳血管障害、感染症、穿刺部痛、掻痒感、便秘、シャント閉塞の有無（視診：くびれ・分岐・血管の張り・腫脹・硬結・周囲静脈の怒張、触診：スリル、聴診：連続した低い音） 5）体重変化（前回透析時、透析前、透析後）、水分出納、ドライウェイト（DW）、除水量 6）尿：尿量、尿比重の上昇、尿たんぱく、血尿、尿中ナトリウム 7）腎性浮腫（眼瞼周囲、四肢、体幹） 8）尿毒症症状（P.117参照） 消化器症状：食欲不振、悪心・嘔吐、下痢、吐血、下血、腸管麻痺 呼吸・循環器症状：胸水・肺水腫に伴う呼吸困難、SpO_2低下、不整脈、血圧上昇、心不全・心胸郭比（CTR）の拡大（心尖拍動の広がり） 神経・筋症状：不安・興奮・錯乱、意識障害、四肢・顔のしびれ・こむら返り、痙攣 皮膚症状：発疹、掻痒感、掻爬痕の有無、足病変（乾燥・ひび割れ・爪の肥厚・胼胝・鶏眼・腫脹・潰瘍・白癬・壊疽） 9）尿毒素蓄積：BUN、Cr、尿酸、リン値上昇 10）代謝性アシドーシスの兆候と症状：浅表性呼吸・頭痛・嘔吐・悪心・行動の変化・嗜眠（しみん）状態・傾眠 11）電解質異常（特に高カリウム血症） 感覚異常、口唇のしびれ、脱力感、不整脈の有無、心電図波形（テント状T波、QT時間短縮、PR時間延長、ST低下、QRS延長） 12）腎性貧血症状：倦怠感、頻脈、動悸、ふらつき、爪床の蒼白、粘膜蒼白、血液検査（RBC/Hb/Ht低下） 13）低アルブミン血症：Alb（<3.5g/dL）、蛋白尿（<100-150mg/日）、循環血液量減少（血圧低下・頻脈・尿量減少） 14）動脈血ガス分析、胸部X-P（胸水・肺水腫・CTR） 15）食事摂取量、内容 16）低血糖症状：交感神経刺激症状（発汗・不安・動悸・頻脈・手指振戦・顔面蒼白）、中枢神経症状（頭痛、眼のかすみ、空腹感、眠気〈生あくび〉、意識レベル低下、異常行動、痙攣、運動麻痺、言語障害、自律神経症状） 17）糖尿病合併症の症状の有無（糖尿病網膜症、糖尿病神経障害、感染） 足病変（白癬、胼胝、鶏眼、乾燥、傷、潰瘍、腫脹、爪の異常、壊疽）の有無 18）腎不全のステージの症状と治療、合併症、予後に関する患者の受け止め方・意欲 19）ソーシャルサポート（情緒的・道具的・情報的・評価的・経済的）の現状と受け止め、要望（移動手段・支援体制・経済状況・医療費公的助成制度の利用の有無）

OP	20) 実践しているセルフマネジメントの内容（現状の認知、現状維持のための行動、実行についてどのように捉えているか、行動の持続、実践の適切さ） 21) 入院前・中・後の生活（1日の過ごし方、習慣行動、住環境・地域環境・交通手段・趣味・職業・役割・価値・信念） 22) 内服・副作用・シャントに関する知識・理解・自己管理の意欲
TP	1) 尿量測定・体重測定・腹囲測定をする（1日1回）。 2) 指示の水分管理・輸液管理、In/Outバランスの測定（1日1回）。 3) 安静・食事療法を守れるよう援助する。 4) 皮膚が脆弱（ぜいじゃく）な状態のため、圧迫・摩擦を避ける、傷つけないようにする。 5) 呼吸困難があるときには起座呼吸にする。それと同時に、尿量・体重増加、胸水、肺水腫症状を確認し、医師に報告する。 6) 高カリウム血症による心室細動・心停止の危険性があるため、不整脈出現時は12誘導心電図をとって、医師に報告する。 7) 急変時に備え、心電図、酸素吸入・吸引、救急カートをすぐに使用できるように準備する。 8) 低血糖の症状があれば、血糖測定を行い、以下の対処を行う。 低血糖時、ブドウ糖（5〜10g）、もしくは砂糖（10〜20g）を摂取。内服15分後に血糖測定を行い、上昇していなければもう一度ブドウ糖を内服する。 9) 患者の病気（腎不全・ステージ）の理解内容・価値観・意思決定プロセスの把握・意思決定後の気持ちの揺れに関する情報収集と、寄り添い尊重した態度・コミュニケーション方法で接する。 10) 患者の病気体験・思い・不安・困難に思っていることを傾聴する。 11) 日々の表情・言動・行動を観察し、その情報をアセスメントし、肯定的なフィードバックを伝える。 12) 退院後の日常生活・セルフマネジメントでの必要な支援について本人と話し合う。必要時は教材を用いて本人が自分で説明できるようになるまで行う。また、本人自身で解決できない問題・課題に対しては多職種と連携を行い、ソーシャルサポートが受けられるように手配する。 13) 自己管理表記入の必要性と方法について説明し、実際に記入してもらう。【尿量・性状、体重、血圧、食事内容、飲水量、排便状況、自覚症状、シャントの状況、呼吸困難感、胸部不快の有無】 14) 退院後、体調不良時は医療機関（かかりつけ医：透析病院）に相談、生活上の困りごとの相談先を決定する。 15) 内服管理：①管理しやすいように一包化する。②Iさんが薬袋を開封し、空袋をケースに戻す。③食後看護師が空袋を確認する（飲み忘れの確認）。 16) 便秘を防ぐため、1日でも排便がないときは他の症状と腹部のフィジカルアセスメントを実施し、本人と評価を行う。 17) 退院後の高カリウム血症予防のための管理（食事管理・服薬管理・水分管理・体重管理・排便管理）について、不安・困難・理解を傾聴し、アセスメントする。 18) 上記1）について患者が主体的に取り組むことができるように、精神的・身体的・社会的支援を行いながら、コンプライアンス（アドヒアランス）低下に対する原因と解決策を本人・多職種（医師・栄養士・薬剤師・退院支援）と一緒に検討する。 19) 掻痒感が強いときには保湿剤・保清の温度・衣服の種類を本人と検討する。また掻爬痕から感染しないように爪切り、手洗い、保湿、更衣を本人と確認しながら、徹底する。 20) 足の清潔が保てるように本人と観察し、洗う・乾燥させる・爪の長さ・清潔さなど、毎日保てるように支援する。

EP	1) OPのような症状(いつもと違うと感じた場合)があるときは、看護師に知らせるように説明する(呼吸苦、息切れ、胸痛、胸部不快感、動機など)。 2) 安静度の必要性と遵守を説明する。 3) 食事制限(内容・量)、水分制限について説明する。 4) 一人暮らしのため、腎臓病の宅配弁当などを紹介し、必要時には手配する。 5) 糖尿病の基礎知識、低血糖症状、高血糖症状、糖尿病の分類、合併症、検査、治療、日常生活の注意を説明し、症状出現時はすぐに医療者に報告するよう説明する。 6) 患者の体調・心理状態から教育を受け入れる準備が整っているかを確認しながら、患者の望む方法・退院時期に合わせてスケジュールを組み、段階的に説明する。 (透析を続けていく生活、主体的に取り組むこと、病気や治療の認知、退院後のセルフマネジメント状況、生活での困りごと、肯定的フィードバックを行い、情緒的支援をしながら患者の強みを生かす) 7) 患者の困りごとや知りたいこと、不安に思うことの優先順位を把握し、必要時多職種と連携し、患者のニーズに合わせた教育計画を立案、実施、評価し、再実施を行う。 (腎臓の働き・腎不全・ステージ、透析療法の方法・合併症・対処、治療の自己中断と重症化、水分管理・体重測定・ドライウェイト、血圧管理、感染予防、食事療法〈塩分・たんぱく・カリウム・リン制限〉、必要エネルギー量、糖尿病・低血糖・高血糖、薬物療法〈内服している薬の種類・個数・効果・副作用〉、排便習慣、自己管理日誌の記載、ADL低下を防ぐための運動〈心負荷をかけない〉、掻痒感、保湿剤、衣服の種類、シャント部の保護・シャント側を圧迫しない〈血圧・荷物・採血・時計・きつい衣服は避ける〉) 8) 患者のセルフマネジメントについての課題を患者とともに明らかにし、教育計画立案、実施、評価、再実施を繰り返す(腎不全・透析・合併症の自身での対処方法、対処方法の適切さ・実現可能性)。 9) 社会的孤立・無力感を避け、主体的に治療に参加するために、患者会などできる限り参加し交流できる機会を説明し、調整する。 10) 患者のニーズと地域に合わせたソーシャルサポート(公的医療費助成制度・地域連携室・訪問看護・訪問介護・介護タクシーなど)の手続き・活用方法を説明する。 11) 災害時の対応(準備・携帯するもの、避難所での過ごし方、体調不良時の対応)で必要な内容を患者とともに検討し、説明する。
実施・評価	食事でのカリウム制限とカリウムが多く含まれる食べ物、排便によってカリウムが体外に排泄されるという知識は習得しているものの、実際には食事制限が守られておらず、自己管理表に記載漏れがあり、最終排便4日前にもかかわらず対処行動ができていない。これは、セルフマネジメントできないことが重症化につながるということ、制限を守ることが今の健康を維持できるという利益を自覚できていないことが考えられる。 また、胸部不快感、徐脈を感じ、透析前に受診したことからも、尿毒症・合併症・糖尿病の症状を理解し、説明することができているが、今後の合併症リスク、生じうる異常の複雑さを考えると、Iさんの現状からみて今後出現しうる合併症・尿毒症・糖尿病の症状について再度本人と確認する必要がある。 さらに、入院前に自宅では腎臓病の宅配弁当サービスを利用し、内服は一包化のうえ毎食後内服にてコントロールしていたが、食欲低下時の食事内容を自身で変更したこと、日常生活への支援が今後さらに必要になることから、Iさんの現状に合わせた支援の導入(ソーシャルサポートを含む)の検討を含めた教育的介入が必要であると考えられる。 以上のことから、治療や健康維持のための積極的参加などの対処行動には至っていないためこの看護問題は未達成とし、効果的な健康管理に必要な知識・技術・態度の習得のための教育的関わり、本人への自覚の促し、対処行動に至るまでのプロセス、意欲を評価するプランを追加する。

参考文献

医療情報科学研究所：薬がみえる vol.1、メディックメディア、2014
医療情報科学研究所：フィジカルアセスメントがみえる、メディックメディア、2015
医療情報科学研究所：病気がみえるvol.8 腎・泌尿器 第3版、メディックメディア、2019
井上智子・稲瀬直彦編：緊急度・重症度からみた症状別看護過程＋病態関連図 第2版、医学書院、2014
井上智子・窪田哲朗編：病期・病態・重症度からみた疾患別看護過程＋病態関連図 第3版、医学書院、2016
横山美樹：はじめてのフィジカルアセスメント 第2版、メヂカルフレンド社、2019
中村充浩：わかる！使える！バイタルサイン・フィジカルアセスメント、照林社、2019
阿部俊子・山本則子：病態関連図が書ける 観察・アセスメントガイド、照林社、2015
阿部俊子監修・山本則子編：エビデンスに基づく疾患別看護ケア関連図 改訂版、中央法規出版、2014
大久保暢子：日常生活行動からみるヘルスアセスメント、日本看護協会出版会、2016
矢田昭子・秦美恵子編：基準看護計画 第3版、照林社、2016
坂井建雄、岡田隆夫：解剖生理学、医学書院、2018
菱沼典子：看護形態機能学 生活行動からみるからだ、日本看護協会出版会、2017
山内豊明：フィジカルアセスメントガイドブック 目と手と耳でここまでわかる、医学書院、2011

chapter 7

運動器疾患

運動器疾患のうち、大腿骨近位部骨折を取り上げ、
看護過程の展開を解説します。
運動器疾患は日常生活行動で必要となる運動器への
大きな影響が及ぶため、看護過程を迅速に展開する必要があります。
また、日常生活行動への影響は、退院後の生活にも大きく関わるので、
患者さんの自宅での過ごし方を踏まえて支援・教育をする必要があります。

大腿骨近位部骨折

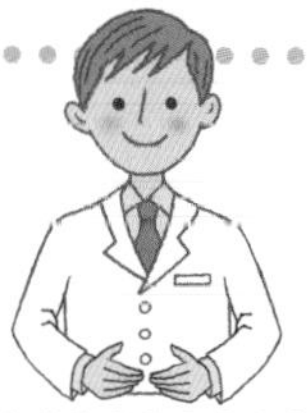

大腿骨近位部骨折とは、なんらかの外力によって大腿骨に起こる骨折を指します。骨折の中でも回復しにくく、患者の日常生活への影響は大きいものとなります。

大腿骨近位部骨折の病態生理、主な症状、検査所見と治療法

●定義と分類

大腿骨近位部骨折は、骨折した大腿骨の部位によって分類されます（P.144の左図）。上端から、大腿骨頭骨折、大腿骨頸部骨折、大腿骨頸基部骨折、大腿骨転子部骨折、大腿骨転子下骨折と呼ばれます。従来、わが国の学会では大腿骨近位部の骨折を広義での「大腿骨頸部骨折」とし、これを関節包内骨折の「内側骨折」と、関節包外骨折の「外部骨折」に分類していました。現在では、関節包内骨折は「大腿骨頸部骨折」、関節包外骨折は「大腿骨転子部骨折」に名称が統一されています。

また、大腿骨近位部骨折は、大腿骨頸部骨折と大腿骨転子部骨折のそれぞれにおいて、骨折の状態による分類法が存在します。

大腿骨頸部骨折の分類法としては、Garden分類が挙げられます（右図）。ステージⅠ～Ⅳに分類され、ステージⅠとⅡが非転位型、ステージⅢとⅣが転位型とされています。**転位**とは、骨の位置が本来の位置からずれた状態にあることを指します。ステージⅠは転位のない不完全骨折であり、骨頭は外反しています。ステージⅡは転位のない完全骨折となります。ステージⅢは回旋転位のある完全骨折、ステージⅣは高度転位のある完全骨折となります。

▼Garden分類

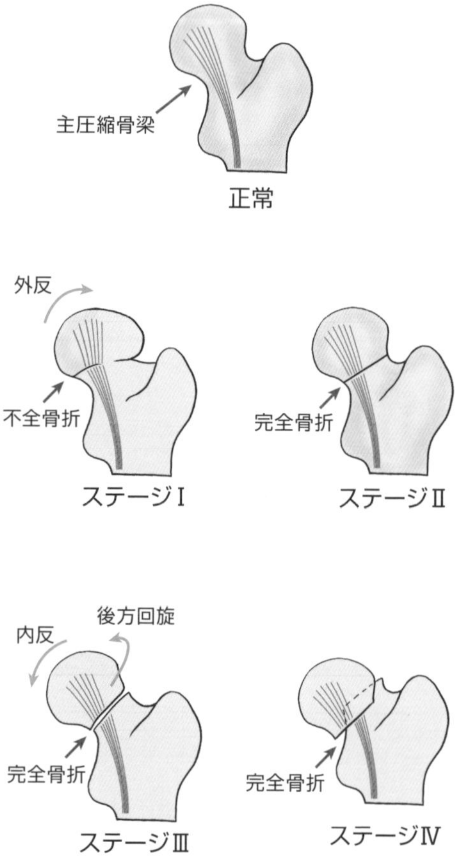

大腿骨転子部骨折の分類法は、Evans分類が挙げられます（下図）。骨折線によってType1と2に大別されます。Type1は、主骨折線が小転子から大転子の方向へ向かうものを指します。Type2は小転子部の主骨折線が外側転位に向かうものを指します。そしてType1は転位と整復の可否でさらに4つのgroupに分類されます。group1は転位がなく内側骨皮質の粉砕がない状態を指します。group2は転位があるが内側骨皮質の粉砕が軽度の状態を指します。group3は転位があり内側骨皮質の粉砕で整復不能な状態を指します。group4は粉砕が高度な状態を指します。group1、2を安定型骨折といい、group3、4、Type2を不安定型骨折といいます。

▼Evans分類

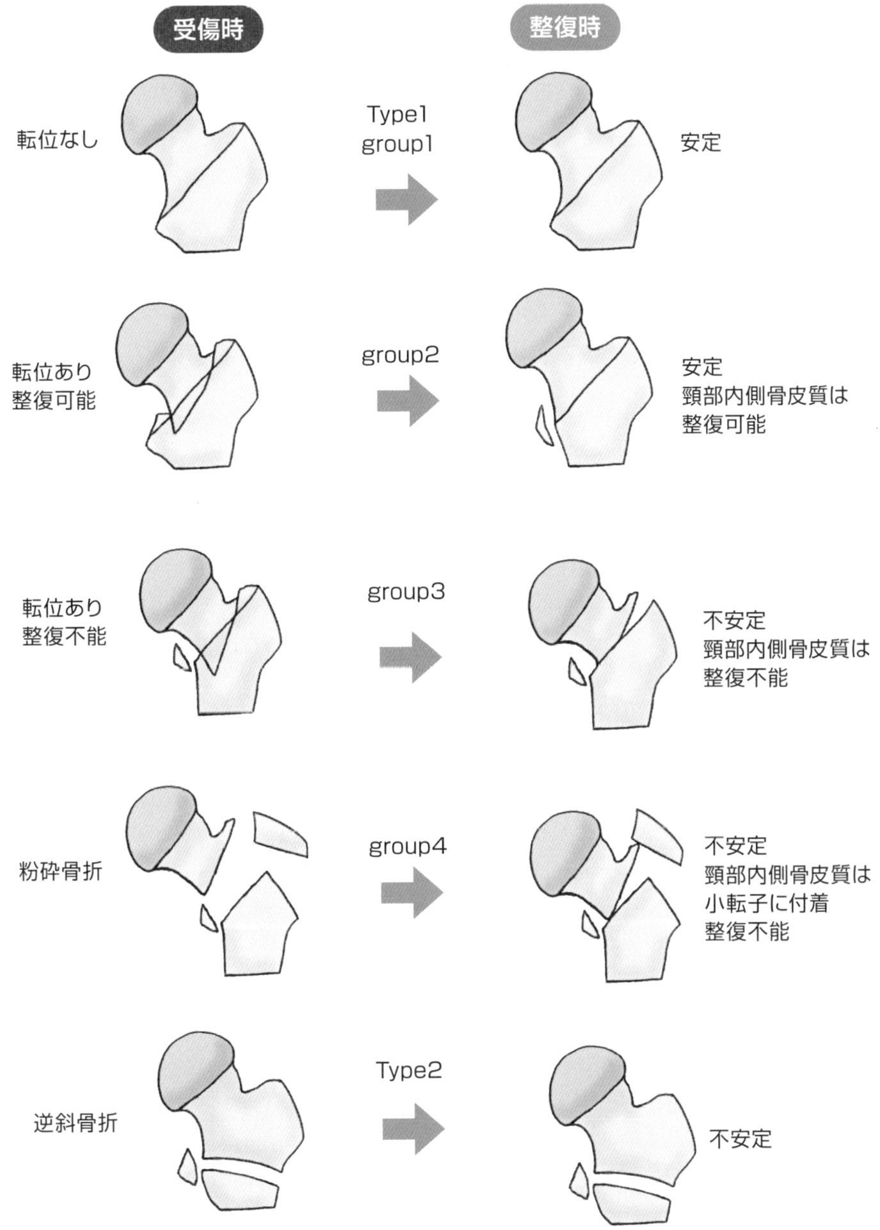

●病態生理

大腿骨は人体で最も長い骨であり、長管状骨に分類されます。長管状骨とは、手足を構成する形状の比較的大きな骨全般を指します。大腿骨のほか、脛骨なども長管状骨にあたります。大腿骨の上端は球状をなす大腿骨頭、基部は大腿骨頸といい、くびれた形状をしています。大腿骨頭の外側上方に大転子、内側上方には小転子があり、多くの筋肉の付着部位となっています。大腿骨頸の下部には、骨幹である大腿骨体があり、下端は膝関節を作るための内側顆と外側顆、膝蓋面で形成されています。

この内大腿骨近位部骨折は、大腿骨の頸部と転子部の骨折を指しています。大腿骨近位部骨折の原因としては、特に高齢者の骨粗鬆症や筋力の低下などによる転倒が挙げられます。若年者では交通外傷や高所からの転落事故などによる受傷が原因として挙げられます。

大腿骨近位部骨折の病態生理で重要なことは、大腿骨・股関節の構造を理解し、頸部・転子部骨折をそれぞれ解剖学的にイメージすることです。股関節の構造（下の右図）を確認してみましょう。関節を囲んでいる袋状の被膜のことを関節包といいます。

▼股関節の解剖

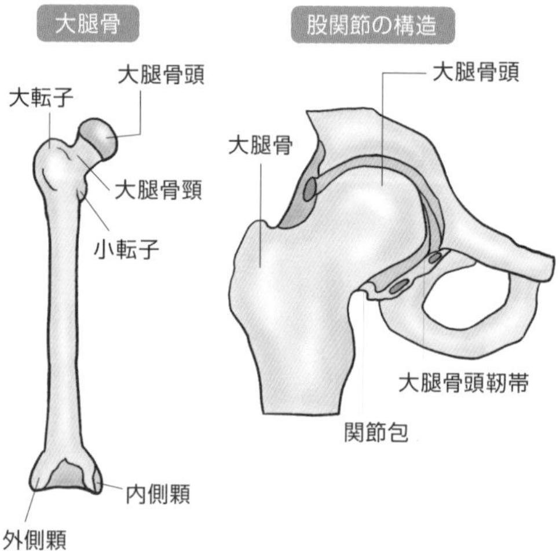

▼股関節における血管分布

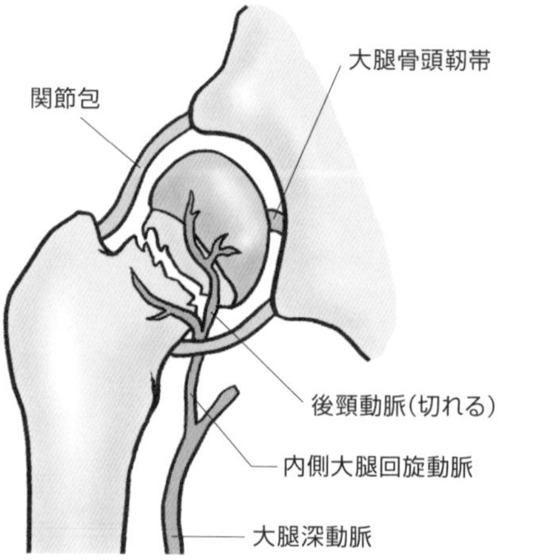

前述のとおり、この関節包内で起こった骨折を大腿骨頸部骨折、関節包外で起こった骨折を大腿骨転子部骨折といいます。解剖学的にイメージをすることで、大腿骨転子部骨折に比べて、大腿骨頸部骨折の方が治癒しにくいことがわかってきます。まず、大腿骨頸部骨折の骨折部位は分岐血管の走行と近接しています（上の右図）。骨折によって血行が断たれてしまうことで、骨頭部の栄養や酸素の供給が不足してしまう点が挙げられます。次に、関節包内の骨の表面には骨膜が存在しないので、骨折の治癒が難しくなります。また、骨折線が垂直方向に沿いやすく、骨片が離開することで治癒が遅くなるのです。

●主な症状

・疼痛

大腿骨近位部骨折では、股関節部の強い疼痛が出現します。基本的には歩行困難となりますが、股関節痛を伴うものの歩行できるケースも存在します。特に患肢を外旋すると、疼痛を認めます。また、触診にて骨折部に応じて圧痛を認めます。

大腿骨近位部骨折は外科的治療が主であり、術後にも疼痛が出現します。術後の疼痛は主に創部痛ですが、感染兆候の可能性もあります。また術後の疼痛は、循環動態や呼吸状態にも影響する可能性や、不安の原因となり患者のリハビリテーションへの積極性を損ねる可能性もあります。

・**腫脹、皮下出血**

大腿骨転子部骨折の場合、大転子部から臀部にかけて腫脹、皮下出血が出現します。大腿骨頸部骨折の場合、関節包内の骨折であるため、腫脹や皮下出血は少ないことが多いです。

●検査

X線検査：両股関節正面、大腿骨頸部側面の2方向から撮影し、骨折部位の確認を行います。

MRI検査：X線検査では明らかにならない場合、MRI検査を行います。

胸部X線検査、心電図検査、血液検査（血算、生化）：大腿骨近位部骨折は高齢者の発症が多く、既往歴も様々であるため、手術が実施できるかどうか判断するために実施します。

また、骨折に伴った血球数、電解質の異常の可能性もあります。

レントゲン撮影が2方向の理由は、骨撮影において、骨折や脱臼は1方向のみでは検出できないためです。

例えば、骨折線とレントゲン撮影の方向が重なったときに、画像で骨折線が見えないこととなります。このような事態を防ぐために、90度異なる方向からも撮影することで、骨折線が見えやすくなります。脱臼も同様の理由で、2方向から撮影します。

患者さんにとってはレントゲンを2枚撮影する理由はわかりませんし、2回撮影することで放射線の被ばくの回数が増えてしまいます。看護師として、正確な診断のため2方向のレントゲン撮影が必要であることを説明できるようにしておきましょう。

●治療

・**大腿骨頸部骨折**

大腿骨頸部骨折のほとんどで外科的治療が選択されます。理由としては、先ほど述べたとおり、大腿骨頸部骨折は治癒しにくいためです。外科的治療の方法は、Garden分類によって選択されるケースが多いです。非転位型であるステージⅠやステージⅡには骨接合術が選択されます。骨接合術では、スクリュー、ピン、またはスクリューとプレートによる固定方法があります。

転位型であるステージⅢやステージⅣでは人工骨頭置換術が選択されます。人工骨頭置換術は、大腿骨頭自体を人工材料で置換する方法となります（次ページの図）。

▼大腿骨頸部骨折の治療

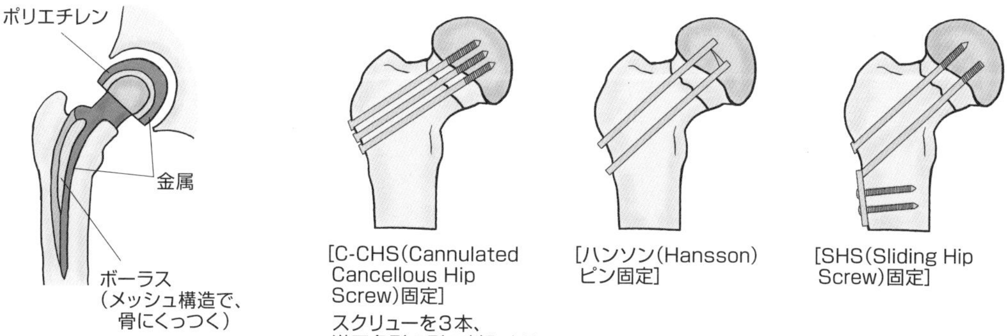

・大腿骨転子部骨折

転位のある大腿骨転子部骨折では、外科的治療である骨接合術が推奨されています。大腿骨頸部骨折同様、スクリューやプレートを用いて固定します（次図）。転位がない、かつ転子部のみの骨折のケースでは、保存療法が選択されることもあります。

▼大腿骨転子部骨折の治療

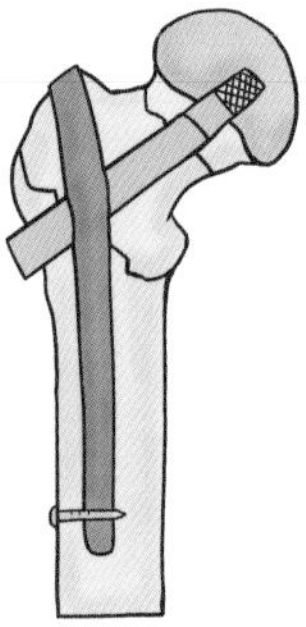

ガンマネイル（Gamma Nail）固定

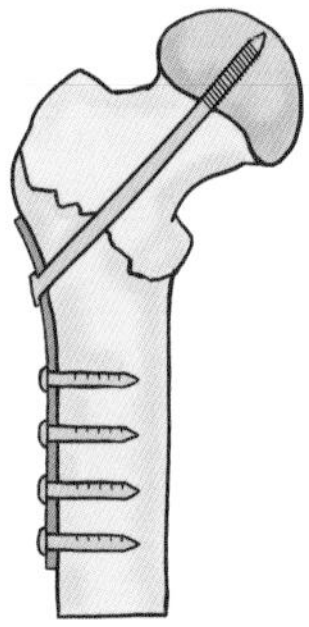

CHS（Compression Hip Screw）固定

● 術後のコントロールと合併症の予防

・全身状態の管理

循環動態や呼吸状態、腎機能に特に注目し、全身状態の管理を行います。バイタルサインや血液ガス、胸部X線、尿量、In/Outバランスに特に注目します。

・周術期合併症の予防

手術に伴う合併症として、深部静脈血栓症、貧血、感染症、褥瘡などが挙げられます。これらの個々について予防に努めることはもちろんですが、早期離床を促すことで予防につながります。

また、感染症については一度人工物に感染を起こすと、挿入した人工骨頭やスクリューをすべて除去しなければならず、感染が落ち着くまで骨折部の固定を再度行うことはできませんので特に注意が必要です。大腿骨近位部骨折の手術に使用される人工骨頭やスクリューなどは、医療用とはいえ、人体にとって異物ということに変わりはありません。そのため感染兆候（発赤・熱感・腫脹・分泌物）の有無は十分に観察しましょう。

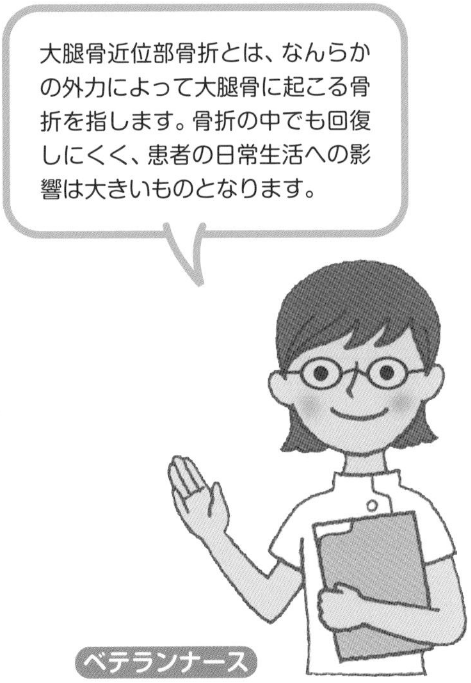
大腿骨近位部骨折とは、なんらかの外力によって大腿骨に起こる骨折を指します。骨折の中でも回復しにくく、患者の日常生活への影響は大きいものとなります。
ベテランナース

▼脱臼を起こす体位・動作

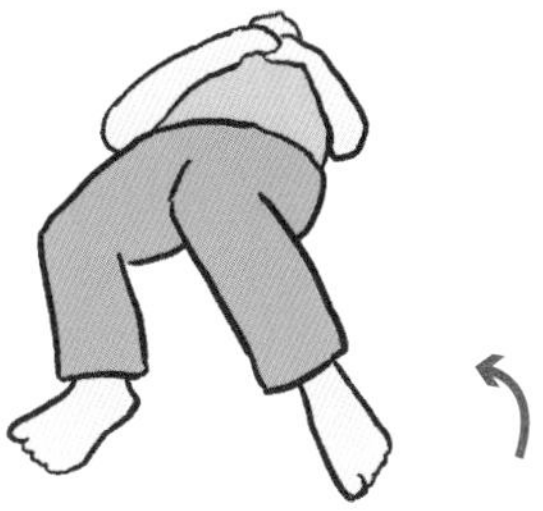

脱臼を起こす危険肢位
・内転
・内旋
・90°以上の屈曲位

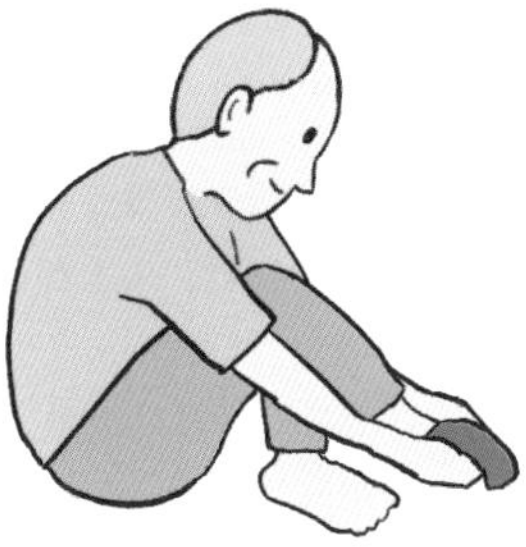

靴下を履く

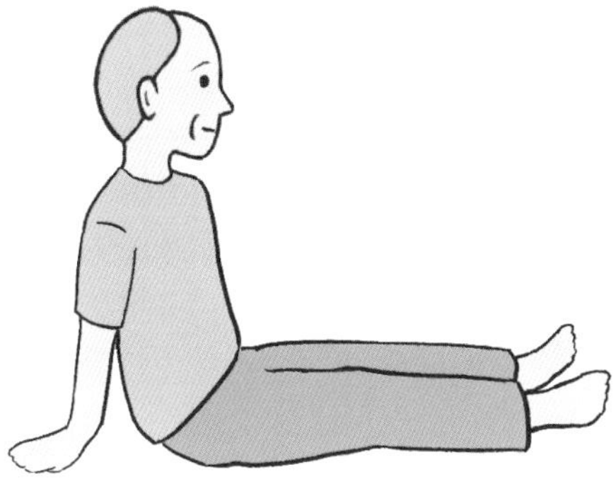

両膝をそろえる

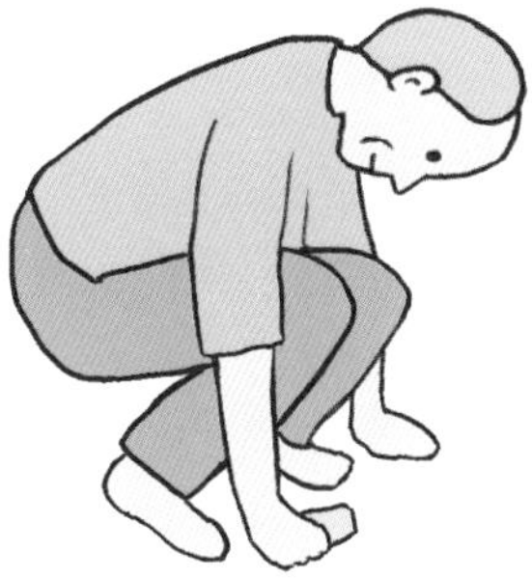

両膝を曲げて床のものを拾う

▼脱臼を防ぐ肢位

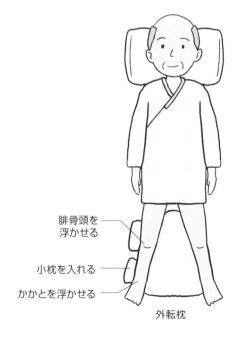

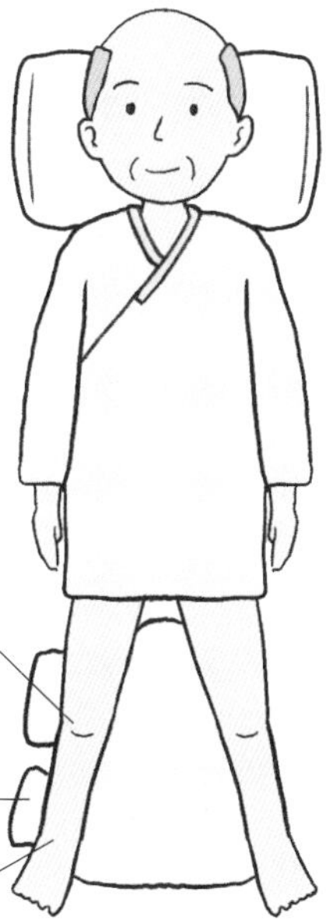

外転枕

大腿骨近位部骨折患者の看護過程

●患者紹介

Gさんの基本情報（女性、77歳、専業主婦）

診　断：大腿骨近位部骨折（大腿骨頸部骨折、Garden分類ステージⅢ）

既往歴：72歳で骨粗鬆症の診断を受ける。

入院の目的：左大腿骨頸部骨折に対する外科的治療（左股関節人工骨頭置換術）

家族構成：夫（70歳）との二人暮らし。長女は結婚後、夫・小学生の孫とともに近隣で暮らしている。

性　格：温厚であるが、遠慮をしがちである。疾患については勉強熱心である。

趣　味：孫の世話

【入院前の生活・様子】

勤めていた職場を退職したあとは、近隣で暮らしている長女夫婦の孫の世話をすることを楽しみとしていた。

【入院までの経過】

72歳で骨粗鬆症の診断を受けて以降、近隣の整形外科クリニックに内服治療を目的に通院していた。クリニックにおいて、疾患・服薬管理について指導を受けており、Gさんは熱心に聞いていた。5月10日に夫と近所まで買い物に向かうため歩道を歩いていたところ、縁石につまずき転倒した。転倒後、左股関節に激しい痛みを感じたため、夫が救急要請を行い、Gさんは緊急入院となった。院内にてX線検査を実施。大腿骨頸部骨折Garden分類ステージⅢと診断された。

【入院後の経過】

入院初日にベッド上安静の指示あり。左上肢に点滴挿入後、膀胱留置カテーテルを挿入。心電図、血液検査（血算、生化）実施。

入院2日目、左股関節人工骨頭置換術を実施。

入院3日目に、膀胱留置カテーテル、ドレーンが抜去となった。移動時に車椅子の使用と、安静時に患肢軽度外転位をとる指示があり。移動時に疼痛あり。床上でのリハビリテーション開始。

【現在（5月15日：入院5日目）の状態】

1日1回頓用の鎮痛剤を使用したうえで、移動時の疼痛は認めるが軽減している。本日より全荷重をかけたリハビリテーションが開始されることとなった。

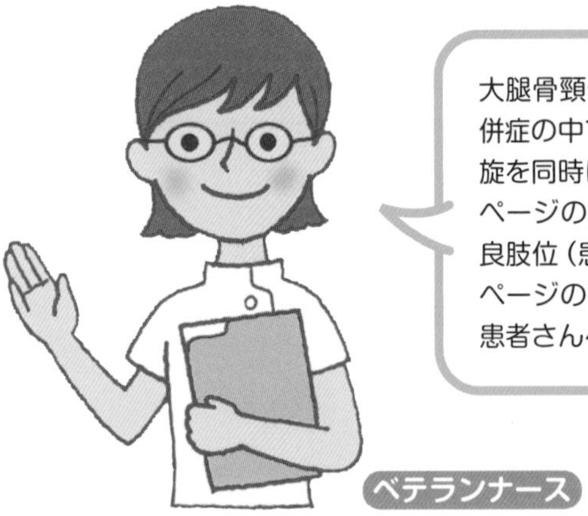

大腿骨頸部骨折において選択される人工骨頭置換術の術後は、合併症の中でも脱臼が多くみられます。脱臼は、患肢が過屈曲と過内旋を同時に行う姿勢をとった際に発生するため注意が必要です（前ページの上図）。手術後1～3日目までは、脱臼を防止するために良肢位（患肢軽度外転位）をとるように医師から指示が出ます（前ページの下図）。脱臼を起こしやすい動作を理解しておくことで、患者さんへの指導がより具体的なものになります。

大腿骨近位部骨折患者（手術後）の看護過程

●情報収集とアセスメント

大腿骨近位部骨折は手術になるケースが多いため、症状と手術後の合併症を理解することで、ヘンダーソンの14項目に必要な情報の抽出・アセスメントが行いやすくなります。

大腿骨近位部骨折は、日常生活を送るうえで必要な動作に重大な影響を及ぼします。アセスメントの視点としては、まずは常在条件・病理的状態によりGさんに起こりえる状態を整理してから、ヘンダーソンの14項目の枠組みに沿ってアセスメントします。アセスメントは、得た情報の解釈（正常か、異常か）、その原因・誘因を分析し、今後の予測を行います。これにより、患者のニーズの充足・未充足を判断し、看護問題の明確化へとつなげていきます。

●アセスメントの視点

・常在条件

年齢、性別、疾患や病態以外の身体的・心理的・社会的状態（本人・家族の疾患の受け止め、生活に対する不安、リハビリテーションに向けた本人・家族の目標、健康管理行動、経済的負担、家族への支援など）。

年代：老年期であり、身体的・精神的に環境の変化に対する適応能力が低下するため、治療による長期臥床などを原因としてせん妄となるリスクがあります。入院の環境に適応するためにも、家族のサポートが必要となります。

身体・心理的状態：大腿骨近位部骨折術後では、疼痛や日常生活行動の制限があるため、患者の身体・精神状態の把握と支援が必要となります。

セルフケア能力：大腿骨近位部骨折術後は、退院後も脱臼を防ぐため、禁忌肢位に留意して生活する必要があります。そこで、セルフケア能力を高めるために教育的関わりが重要になります。

社会的状態：継続的なリハビリテーションのための経済的・環境的負担、社会的役割の変化にも考慮する必要があります。

●病理的状態

大腿骨近位部骨折（手術後）に伴う症状：

①バイタルサインでは、術後の全身状態をアセスメントするために、血圧、脈拍、呼吸回数、SpO_2、体温を中心に観察します。

②疼痛では、疼痛の程度（NRS：Numerical Rating Scale）、鎮痛薬の種類・内服状況・不安の程度を観察します。

③術後出血では、創部出血、ドレーンの性状、血液検査値（ヘモグロビン、ヘマトクリット）を観察します。

④感染兆候では、創部の状態（発赤・熱感・腫脹・浸出液の有無）、ドレーンの性状、体温、炎症反応（WBC、CRP）を観察します。

⑤深部静脈血栓症、脱臼、神経障害では、下肢のしびれ、疼痛、腫脹、色調変化、足背動脈の触知、浮腫患肢の体位（軽度外転・内旋・外旋中間位）を観察します。

▼ヘンダーソンの枠組みによる包括的アセスメント

ヘンダーソンの枠組み（基本的欲求）	アセスメントに必要な主観的情報（S）客観的情報（O）	アセスメント（情報の解釈・分析）①情報解釈（正常・異常）、②情報分析（原因・誘因）、③今後の予測（リスク）
病態・治療情報	**診断**：大腿骨近位部骨折（大腿骨頸部骨折、Garden分類ステージⅢ） **既往歴**：72歳で骨粗鬆症の診断を受けて以降、近隣の整形外科クリニックに内服治療を目的に通院していた。クリニックにおいて、疾患・服薬管理について指導を受けており、Gさんは熱心に聞いていた。 **入院までの経過**：5月10日に夫と近所まで買い物に向かうため歩道を歩いていたところ、縁石につまずき転倒した。転倒後、左股関節に激しい痛みを感じたため、夫が救急要請を行い、Gさんは緊急入院となった。院内にてX線検査を実施。大腿骨頸部骨折Garden分類ステージⅢと診断され、緊急入院となった。 **治療**：入院初日にベッド上安静の指示あり。左上肢に点滴挿入後、膀胱留置カテーテルを挿入。心電図、血液検査（血算、生化）実施。入院2日目、左股関節人工骨頭置換術を実施。入院3日目に、膀胱留置カテーテル、ドレーンが抜去となった。移動時に車椅子の使用と、安静時に患肢軽度外転位をとる指示があり。移動時に疼痛あり。床上でのリハビリテーション開始となった。 **【現在（入院5日目）の状態】** 1日1回頓用の鎮痛剤を使用したうえで、移動時の疼痛は認めるが軽減している。本日より全荷重をかけたリハビリテーションが開始されることとなった。 **【主要な検査所見】** 身長・体重：148cm、45kg、BMI20.5 血液検査：WBC、CRPが軽度上昇している。その他特筆すべき所見なし 心電図：異常なし バイタルサイン：血圧142/70mmHg、脈拍72回/分（リズム整、強さ2＋）、呼吸回数18回/分、体温36.7℃	大腿骨頸部骨折は、転倒などの外力によって大腿骨頸部に起こる骨折である。Gさんにおいては歩道の転倒が原因で大腿骨頸部骨折が生じたと考えられる。また、Gさんは、骨粗鬆症を診断されていること、高齢であることが、外力によって骨折に至った要因である。 診断された大腿骨頸部骨折Garden分類ステージⅢは、完全骨折であり骨頭が後方への回旋転位を認めるため、転倒後歩行困難となったと考えられる。 治療としては外科的治療である左股関節人工骨頭置換術が施行された。手術は、高齢者にとって特に侵襲が高く、循環動態や呼吸状態に影響を及ぼしやすいと考えられる。また、外科的治療である左股関節人工骨頭置換術で使用した人工骨頭は生体にとって異物であり、細菌が付着した場合には挿入した人工骨頭を除去することとなる。感染が落ち着くまで骨折部の固定を再度行うことはできず、長期臥床のリスクが生じる。感染兆候に留意する必要がある。 また、術後に下肢の運動量が低下することで、筋ポンプ機能が低下し下肢静脈内に血栓が生じやすくなる。弾性ストッキングの装着や凝固系データの確認が必要である。 左股関節人工骨頭置換術術後において、骨軟部組織が修復されるまでは、過屈曲と過内旋を同時に行う姿勢をとった際に脱臼を起こしやすいため、良肢位の保持が必要である（P.147の上図・下図）。

ヘンダーソンの枠組み（基本的欲求）	アセスメントに必要な主観的情報（S）客観的情報（O）	アセスメント（情報の解釈・分析）①情報解釈（正常・異常）、②情報分析（原因・誘因）、③今後の予測（リスク）
1. 正常に呼吸する（循環含む）	S：「大丈夫ですよ」 O：JCS0、瞳孔不同なし 呼吸回数16回/分・規則的・胸式呼吸 胸郭の動き左右差なし、浅くもなく深くもない、SpO_2：98% 気管呼吸音・気管支肺胞呼吸音・肺胞呼吸音の複雑音、左右差なし 血圧128/78mmHg、脈拍76回/分・規則的・強さ2+・左右差なし、動悸・眩暈なし 血液検査データ：WBC7.2×10^2/μL CRP0.7mg/dL	意識レベル、瞳孔所見に異常は認めない。呼吸状態（回数・リズム・深さ・型）や酸素飽和度においても正常範囲内である。循環動態においても、血圧脈拍は正常範囲内であり、動悸や眩暈の訴えもない。炎症反応はやや上昇傾向にあるが、著明な発熱なし。 異常はないと考えられる。
2. 適切に飲食する	S：「病院の食事は美味しいのよ。ただ、あまり動いていないからお腹が減らないの」 「お水をたくさん飲むとすぐに看護師さんを呼ぶことになってしまうから」 O：身長・体重：148cm、45kg、BMI20.5 食事摂取量：主食副食ともに9割程度（常食1600kcal） 自力で端座位をとり、食事摂取可能 飲水量：700mL/日 腹部：腸蠕動音減弱、膨満感あり 血液検査データ：TP5.8g/dL、Alb 3.6g/dL、BS102mg	常食（1600kcal）を9割程度摂取していることから、栄養量は約1400kcal/日である。飲水量は700mL/日である。BMI、食事摂取量、TP、Albの値は基準値範囲内であるが飲水量が700mL/日と少ない。 Gさんの発言から、飲水量の低下については看護師に遠慮していることが原因と考えられる。 飲水摂取量が低下した状態が継続すると、便が硬縮し便秘につながる可能性がある。
3. あらゆる排泄経路から排泄する	S：「お水をたくさん飲むとすぐに看護師さんを呼ぶことになってしまうから」 O：飲水量700mL/日 排尿：4回/日（約200mL/回）、 尿糖（－）尿蛋白（±）、尿比重1.040 排便：2日に1回、硬便	**【排尿】** 尿量は800mL/日と基準値範囲外であり、尿比重も高値で濃縮尿である。 看護師への遠慮から飲水量が低下し、尿の生成も減少していると考えられる。 飲水量の低下が継続すると、脱水や便秘につながる可能性がある。 **【排便】** 排便は2日に1回認められているが、硬便である。 Gさんの発言から、看護師への遠慮から飲水量が低下しており、硬便の原因と考えられる。 硬便が継続した場合、排便時の怒責が強まり血圧の急激な上昇、痔瘻の原因となる可能性がある。

ヘンダーソンの枠組み（基本的欲求）	アセスメントに必要な主観的情報（S）客観的情報（O）	アセスメント（情報の解釈・分析）①情報解釈（正常・異常）、②情報分析（原因・誘因）、③今後の予測（リスク）
4.身体の位置を動かし、またよい姿勢を保持する	S：「動くと少し傷が痛いですけどね」 「昨日歩けたので、今日も頑張ります」 「足の向きに気をつけなければならないと聞きましたがよくわからなくて。教えてもらえますか？」 O：安静度：見守りにて歩行器を使用して室内トイレまで歩行可。 リハビリテーション：歩行器を使用しての歩行訓練。意欲あり。 疼痛：体動時NRS 3/10（安静時1/10） ROM：理学療法士によって、正常範囲内と記載あり。 MMT：左右上下肢ともに5	体動時の疼痛は自制内であり、関節可動域や筋力においても正常範囲内である。リハビリテーションに対する意欲も良好である。しかし、Gさんの発言から股関節人工骨頭置換術の術後合併症である脱臼を起こす肢位について理解ができていないと考えられる。 禁忌肢位について理解していない状態が続くと、骨軟部組織が修復されるまでに股関節の屈曲、内旋・内転位となった場合、脱臼を起こす可能性がある。
5.睡眠と休息をとる	S：「夜は6時間ほど寝ていますね」 「早く孫の世話をしたいので、リハビリを増やすことはできませんか？」 O：倦怠感なし。 日中はリハビリテーションに関する雑誌を読んでいる。 夜間訪室時、入眠している。 睡眠導入剤の使用なし。	脱臼予防のために下肢に外転枕をはさんでいるが、睡眠導入剤の使用なく、6時間の睡眠を確保できている。 日中はリハビリテーションに意欲的であり、リハビリテーションに関する雑誌を読んでいる。 現状では倦怠感はないが、今後リハビリテーションに意欲的なあまり、活動と休息のバランスが崩れないか確認していく必要はある。
6.適切な衣服を選び着脱する	S：「寒い日もあるから気をつけないとね」 「娘が着替えを持って来てくれるのよ。ありがたいわね」 O：寝衣・マジックテープタイプの靴は患肢のみ介助にて着脱可能。 長女が面会時に衣服を洗濯している。	**【衣服の着脱・種類】** 衣服の着脱時は、患肢以外は自身で着脱可能である。長女が面会時に新しい衣服と交換しており、衣服の清潔も保てている。履物に関してはマジックテープ式の靴を使用している。 異常は認めないと考えられる。
7.衣類の調節と環境の調節により体温を生理的範囲内に維持する	S：「寒い日もあるから気をつけないとね」 「娘がブランケット持って来てくれたの」 O：冷感を感じた際には、ブランケットをかけている様子あり。 体温：36.7℃	**【衣服による体温調整】** 衣服は、長女が持参している寝衣を着用している。本人から冷感があるとの発言があったが、ブランケットを使用し体温調整ができている。 異常は認めないと考えられる。

ヘンダーソンの枠組み（基本的欲求）	アセスメントに必要な主観的情報（S）客観的情報（O）	アセスメント（情報の解釈・分析） ①情報解釈（正常・異常）、②情報分析（原因・誘因）、③今後の予測（リスク）
8.清潔を保持する	S：「身体は拭いてもらっているけど、シャワーが楽しみです」 「拭けるところは自分で拭きます」 O：ベッドサイドでの清潔ケアを実施している（清拭一部介助にて1回/2日、洗髪全介助にて1回/3日）。 清拭・洗髪実施後、呼吸・循環動態に影響なし。 洗面：鏡を見て容姿を整えている。食後は車椅子にて洗面所で歯磨きを行っている。	**【皮膚の清潔】** ベッド上での清拭や洗髪を看護師一部介助にて実施。整容についても鏡を使用して実施している。 清拭・洗髪実施によって呼吸・循環動態に影響はなく、Gさんの清潔行動への意欲も高い。異常は認めないと考えられる。 **【清潔への満足感】** 清拭や洗髪への受け入れや協力は良好であるが、湯に浸かりたいと発言があり、日常生活行動拡大の順序について説明を受けている。
9.環境の様々な危険因子を避け、また他人を傷害しないようにする	S：「雑誌は私では片づけられないところにしまっているの。娘が来たときに片づけをお願いしているの」 「できることは自分でしているわ」 O：オーバーテーブルに雑誌が積み重なっている。 長女が面会時に棚や床頭台の整理を行っている。	**【安全安楽な環境】** オーバーベッドテーブルや床頭台を基本的に自身で整理している。雑誌は床頭台の上棚に収納しており、長女に依頼している。 しかし、現状では雑誌がオーバーテーブルの上に積み重なっており、崩れた際には移動の障害となり転倒を引き起こす可能性がある。
10.コミュニケーション	S：「娘と話すのが楽しいの。孫とも早く話したいわ」 O：JCS0 会話の受け答えはスムーズである。 聴力、視力問題なし。 長女・孫の面会時に会話している様子あり。	意識障害は認めず、コミュニケーションもスムーズに行えており、長女・孫の面会時に会話をしている様子もみられる。本人の発言や会話中の呼吸状態から、コミュニケーションに伴う呼吸困難はなく、異常はないと考えられる。
11.信仰・宗教	O：特定の信仰はなし。	現在の状態から、問題は生じていない。異常は認めないと考えられる。
12.達成感をもたらす生産的活動	S：「孫と関わることが楽しみなの」 「退院してからまた転んでしまわないか不安だわ」 O：58歳まで清掃会社の事務員として勤務していた。 夫と二人暮らし。長女は結婚後、夫と孫とともに近隣で暮らしている。交流関係は良好である。	退職してからは、長女夫婦の孫の世話をすることを楽しみとしている。長女夫婦とは交流があり関係は良好である。 しかし、Gさんの発言から、長女夫婦・孫との役割を継続するうえで、退院後に再度転倒する不安を抱えていると考えられる。不安が継続すると、心理的ストレスとなり、治療・リハビリに対する意欲が低下する可能性がある。

ヘンダーソンの枠組み（基本的欲求）	アセスメントに必要な主観的情報（S）客観的情報（O）	アセスメント（情報の解釈・分析）①情報解釈（正常・異常）、②情報分析（原因・誘因）、③今後の予測（リスク）
13.レクリエーション	S：「長女の孫と関わることが楽しみなの」 O：入院前までは、長女夫婦・孫と週末外食をしていた。	長女夫婦・孫との交流・外食を楽しみとしているが、現在は入院生活により制限があり、楽しみである食事をともにすることができないため、精神的なストレスを生じている可能性が高い。 精神的ストレスが継続すると、治療に対する焦りや意欲低下が生じる可能性がある。
14.正常な発達、健康を導く学習活動	S：「足の向きに気をつけなければならないと聞きましたがよくわからなくて。教えてもらえますか？」 O：日中はリハビリテーションに関する雑誌を読んでいる。	入院中の活動制限を遵守し、日中はリハビリテーションに関する雑誌を読み、不明な点は質問するなど、治療に対して意欲的である。 しかし、Gさんの発言から、脱臼を起こす肢位について不明なようであり、この状態が継続すると脱臼を起こす肢位をとってしまう可能性がある。

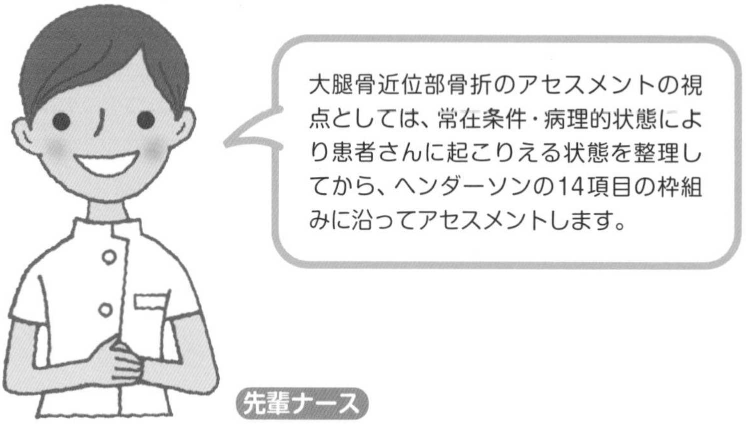
大腿骨近位部骨折のアセスメントの視点としては、常在条件・病理的状態により患者さんに起こりえる状態を整理してから、ヘンダーソンの14項目の枠組みに沿ってアセスメントします。
先輩ナース

大腿骨近位部骨折の全体関連図

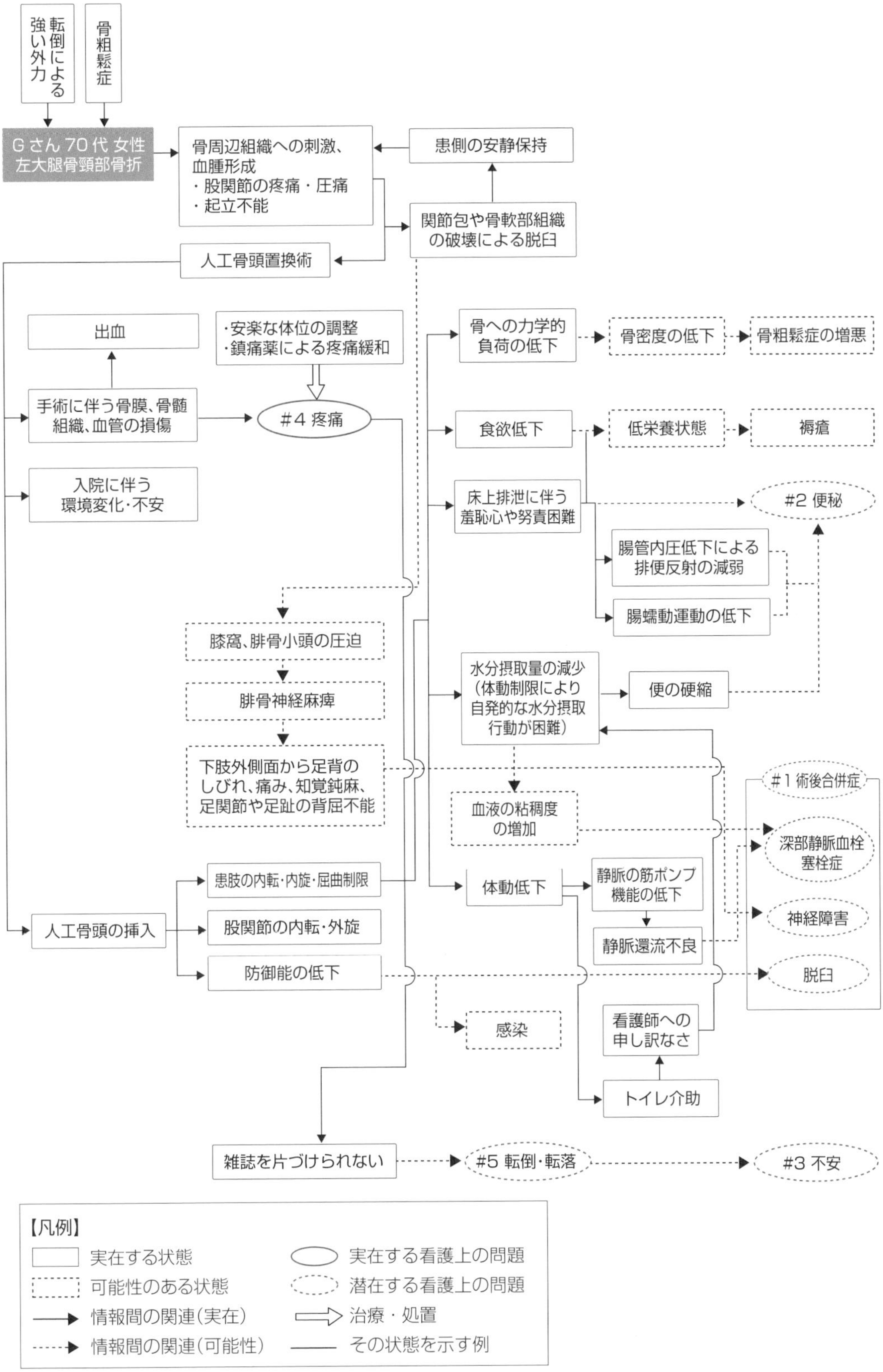

●看護問題

ヘンダーソンの14項目の枠組みで情報の解釈・分析を行い、原因・誘因の関連性も考えながら「ニーズの未充足」部分を整理・分類し、看護援助が必要な「看護問題」を抽出します。このchapterでは、原因・誘因ともに独自に問題名を挙げます。

▼看護問題

問題名	#股関節骨頭置換術に伴う術後合併症（循環障害・神経障害・静脈血栓塞栓症、脱臼）のリスク
	#活動制限による飲水量の低下に伴う便秘のリスク
	#退院後の体動制限や転倒の恐怖に伴う不安
	#股関節骨頭置換術術後に伴う急性疼痛
	#活動制限による環境整備困難に伴う転倒転落のリスク

●看護計画・実施・評価

看護問題で挙げられた5つの問題のうち、今回は最も優先順位の高い看護問題である「#股関節骨頭置換術に伴う潜在的合併症（循環障害・神経障害・静脈血栓塞栓症、脱臼）のリスク」について看護問題・計画を立案し、実施・評価を行います。短期目標が達成されれば終了ですが、未達成の場合、再アセスメントにより必要な計画を追加・修正します。

▼看護計画・実施・評価

看護問題	#股関節骨頭置換術に伴う術後合併症（循環障害・神経障害・静脈血栓塞栓症、脱臼）のリスク
長期目標	股関節骨頭置換術の合併症を起こすことなく、セルフケア能力を高め、早期に退院できる。
短期目標	①創部の感染兆候を認めない（1日1回）。 ②左股関節の脱臼を起こさない（1日3回）。 ③静脈血栓症を起こさない（1日1回）。 ④腓骨神経麻痺を起こさない（1日1回）。
OP	1）バイタルサイン：血圧、脈拍（不整脈・頻脈・徐脈）、SpO_2、呼吸回数、意識レベル 2）疼痛：疼痛の程度（NRS）・部位・タイミング、薬剤の使用状況 3）創部感染兆候：発赤、腫脹、熱感、浸出液の有無・程度 4）患側の状態：体動制限の程度、日常生活行動への患肢の影響、筋力（MMT：徒手筋力判定テスト）、関節可動域（ROM：関節可動域）、関節拘縮や変形・しびれ・腫脹・色調変化・浮腫の有無、足背動脈の触知、弾性ストッキングの装着状態 5）脱臼：脱臼に関する知識、禁忌肢位の理解 6）深部静脈血栓症（DVT）：下肢の腫脹、動脈触知の減弱、下肢の色調の変化、ホーマンス徴候（足の背屈で腓腹筋の疼痛が生じる）の有無 7）腓骨神経麻痺：足趾・足関節の背屈障害、知覚障害・しびれ・疼痛の有無

OP	8) 日常生活行動に対する意欲、不快感、恐怖の有無 9) 患肢の体位：患肢は良肢位が保持されているか（軽度外転・内旋・外旋中間位） 10) 環境：ベッド周囲や日常生活行動で使用する場所が安全・安楽に利用できるか 11) 睡眠：睡眠時間、熟眠感、中途覚醒の有無 12) 倦怠感：倦怠感の有無、食事摂取状況 13) リハビリテーション：リハビリテーションに対する意欲、前後のバイタルサイン・疼痛の変化 14) ストレス・不安：ストレスや不安の有無や内容、睡眠時間、入眠時間、熟眠感 15) 検査データ：X線・CT・MRI、血液検査データ（WBC、CRP、TP、Alb、電解質） 16) 家族のサポート状況
TP	1) 合併症の早期発見に努め、身体的な負担がかからないように援助する。 2) 良肢位を保持できるように、体位の調整や補助具の使用により、過度な外転や内転、屈曲を起こさないように中間位の肢位に調整する。 3) 日常生活行動や移動の際には良肢位を保ちながら安全に行う。 4) 脱臼予防のため、患者の禁忌肢位の理解度を把握する。 5) 深部静脈血栓症の予防として、弾性ストッキングの着用や足関節の運動、水分摂取を促す。 6) 日常生活行動に伴う疼痛を評価し、医師の指示に従い鎮痛薬を使用する。 7) 自立度に応じて清拭や口腔ケア等の清潔援助を行い、皮膚の清潔を保つ。 8) 活動意欲向上、活動時の安全のため、環境調整を行う。 9) 疾患についての理解・受け止め・気持ちの変化をコミュニケーションの中で把握する。 10) 患者や家族のニーズや暮らしに応じてソーシャルサポートを紹介し、調整する。 11) 自宅での生活において、転倒に対する不安・困難・理解を傾聴し、アセスメントする。 12) 自宅の間取りを踏まえて、日常生活行動の中で脱臼を起こしやすい肢位をとる危険性を一緒に検討する。
EP	1) 早期離床が術後合併症の予防につながることを説明する。 2) 患肢側の股関節が脱臼を起こす肢位（過屈曲と過内旋を同時に行う姿勢）と良肢位について、パンフレットや映像を使用して患者・家族に説明する。 3) 水分摂取量の低下の危険性（深部静脈血栓症、便秘）について説明する。 4) 看護師への配慮は必要ないことを説明する。 5) 疼痛出現時には無理をせず、訴えることの必要性を説明する。 6) 活動時に、症状が普段と異なる場合には看護師に伝えるように説明する。
実施・評価	感染兆候、神経障害、深部静脈血栓症、脱臼の所見は認めず、安定して経過している。脱臼を起こしやすい肢位について看護師・理学療法士の説明を聞きながら、不明点を解決しようする様子がみられる。また、看護師への遠慮から水分摂取を減らしていたことが、深部静脈血栓症につながる危険性について説明を実施すると、理解した様子がみられた。感染兆候、脱臼を起こしやすい肢位、深部静脈血栓症（水分摂取量）、神経障害については今後も確認が必要であるため、①～④は未達成として継続する。

参考文献

井上智子・稲瀬直彦編：緊急度・重症度からみた症状別看護過程＋病態関連図 第2版、医学書院、2014
井上智子・窪田哲朗編：病期・病態・重症度からみた疾患別看護過程＋病態関連図 第3版、医学書院、2016
阿部俊子監修・山本則子編：エビデンスに基づく疾患別看護ケア関連図 改訂版、中央法規出版、2014
横山美樹：はじめてのフィジカルアセスメント 第2版、メヂカルフレンド社、2019
高井信朗：全部見えるスーパービジュアル整形外科疾患、成美堂出版、2014
黒田裕子：事例展開でわかる看護診断をアセスメント、医歯薬出版、2011
近藤泰児・畑田みゆき：整形外科ビジュアルナーシング、学研メディカル秀潤社、2015
山下康行：単純X線撮影必携ーすぐに使える実践テクニック、診断と治療社、2013

索引

● あ行

アシドーシス …… 122
アセスメント …… 11,12
アテローム血栓性脳梗塞 …… 86,89,90
アルカローシス …… 122
イオン濃度 …… 133
一過性脳虚血発作 …… 89
医療・介護関連肺炎 …… 24
院内肺炎 …… 24
右心不全 …… 39,43
エラストグラフィ（フィブロスキャン） …… 75
エンピリック治療 …… 25

● か行

可逆性虚血性神経障害 …… 89
喀痰検査 …… 25
拡張不全 …… 38
ガス交換 …… 24
画像検査 …… 25
画像検査胸部X線 …… 44
カリウム代謝 …… 133
肝硬変 …… 72,74,81
肝硬変の重症度分類 …… 74
看護過程 …… 10,48,76,98,124,148
看護診断 …… 11,17
看護問題 …… 33,56,110,136,156
完成脳卒中 …… 89
肝臓 …… 72
ガンマネイル固定 …… 146
起座呼吸 …… 43
機能的健康パターン …… 12
客観的な情報 …… 12
急性心不全 …… 38
胸部X線検査 …… 145
クリティカルシンキング …… 14
計画立案 …… 11,19
経験的治療 …… 25
外科的治療 …… 45
血液検査 …… 25,44,75,118,145
血液浄化療法 …… 120
血液透析 …… 120
高カリウム血症 …… 123
抗原検査 …… 25
抗脳浮腫療法 …… 95
股関節 …… 144

● さ行

左心不全 …… 39,43
酸素療法 …… 45
磁気共鳴血管造影 …… 92
刺激電動系 …… 39
持続携行式腹膜透析 …… 120
市中肺炎 …… 24
実施 …… 11,21
収縮不全 …… 38
主観的情報 …… 12
腫脹 …… 145
情報の解釈・分析 …… 13
食事療法 …… 119
腎移植 …… 121
心エコー検査 …… 44
心原性脳梗塞 …… 86
心原性脳塞栓症 …… 90
人工骨頭置換術後合併症 …… 148
心臓カテーテル検査 …… 44
心電図検査 …… 44,145
心内圧測定 …… 45
心不全 …… 38
錐体路 …… 88
脊髄神経・自律神経の構造 …… 93
摂食・嚥下の仕組み …… 94

● た行

体液の組成 …… 133
代償機構 …… 38,42
大腿骨近位部骨折 …… 142,155
大腿骨近位部骨折患者 …… 148

大腿骨頸部骨折……145
大腿骨転子部骨折……146
大腸がん……60
大腸がんの進行度分類……61
短期目標……19
中心静脈圧……43
中枢神経系の器官……88
超音波（エコー）検査……75
長期目標……19
直腸がん……68
転位……142
透析療法……120
疼痛……144
糖尿病合併症……122
糖尿病性腎症……116
徒手筋力テスト……92

な行

内視鏡的結紮術……75
内視鏡的硬化療法……75
尿検査……118
尿毒症……117
脳血管障害……86
脳梗塞……86,95,97,108
脳神経系と機能……89
脳卒中……86
脳動脈の血管支配……91
脳動脈の神経症候……91
脳動脈の走行……87
脳浮腫……96

は行

肺炎……24
肺炎患者……28
肺炎事例……32
肺動脈楔入圧……45
肺毛細血管圧……45
皮下出血……145
皮質延髄路……88
皮質脊髄路……88
評価……11,22
腹膜透析……120
ヘンダーソンの枠組みによる包括的アセスメント……15,28,49,63,76,100,126,150
発作性夜間呼吸困難……43

ま行

麻痺の種類……92
慢性腎臓病（CKD）……114
慢性腎臓病の主な合併症……119
慢性腎臓病のステージに応じた症状・合併症……125
慢性心不全……38,55
慢性腎不全……114,118,121,124,134
慢性心不全患者……47
問題解決法……10

や行・ら行

薬物療法……45,119
ラクナ脳梗塞……86,90
両心不全……39

アルファベット

A-DROPスコア……24,25
APR……62
CAP……26
CAPD……120
Child-Pugh分類……74
CHS固定……146
CKD……114
CKD重症度分類……115
CKD診断基準……114
CT検査……75,92
CVP……43
EIS……75
EVL……75
MMT……92
MRA……92
MRI検査……92,145
NYHA分類……46
qSOFAスコア……26
RIND……89
RUMBA……19
TIA……89
X線検査……145

【著者紹介】

横山　美樹（よこやま　みき）　執筆：chapter 1・2
聖路加看護大学（現：聖路加国際大学）卒業、千葉大学大学院修士課程、国際医療福祉大学大学院博士後期課程 修了。聖路加看護大学看護部 講師、国際医療福祉大学小田原保健医療学部、東京医療保健大学 准教授を経て2011年から東京医療保健大学医療保健学部 教授（基礎看護学領域を担当）。

西村　礼子（にしむら　あやこ）　執筆：chapter 5・6
名古屋大学医学部保健学科看護学専攻 卒業、東京医科歯科大学大学院保健衛生学研究科 博士前期課程・博士後期課程 修了。看護学博士。順天堂大学医学部附属順天堂医院 看護師、東京医科歯科大学大学院保健衛生学研究科 非常勤、東京医科大学医学部看護学科 助教を経て、2019年より東京医療保健大学医療保健学部看護学科 准教授（基礎看護学領域）。

伊東　美奈子（いとう　みなこ）　執筆：chapter 4
聖路加看護大学（現：聖路加国際大学）卒業、聖路加看護大学大学院看護学研究科 博士前期課程修了。看護学修士。聖路加国際病院、亀田総合病院、聖路加看護大学助教を経て、2017年より東京医療保健大学医療保健学部看護学科 講師（基礎看護学領域）。

太田　雄馬（おおた　ゆうま）　執筆：chapter 3・7
聖路加看護大学（現：聖路加国際大学）卒業、埼玉県立大学大学院保健医療福祉学研究科 博士前期課程修了。看護学修士。筑波大学附属病院、西部総合病院、埼玉県立大学医療保健福祉学部看護学科 非常勤、東京医療保健大学医療保健学部看護学科 助手を経て、2020年より東京医療保健大学医療保健学部看護学科 助教（基礎看護学領域）。

【キャラクター】大羽　りゑ
【本文図版・イラスト】タナカ　ヒデノリ
【編集協力】株式会社エディトリアルハウス

看護の現場ですぐに役立つ
疾患別看護過程

発行日　2020年11月 2日　　第1版第1刷

著　者　横山　美樹／西村　礼子
　　　　伊東　美奈子／太田　雄馬

発行者　斉藤　和邦
発行所　株式会社　秀和システム
〒135-0016
東京都江東区東陽2-4-2　新宮ビル2F
Tel 03-6264-3105（販売）Fax 03-6264-3094
印刷所　三松堂印刷株式会社　　Printed in Japan

ISBN978-4-7980-5929-7 C3047